Manual de supervivencia de la mamá primeriza

¿Ni idea de lo que te espera? ¡Tranquila! Se una súper mamá con la guía de embarazo mes a mes y manual de resistencia del cuidado del recién nacido

Tabla de Contenidos

Introducción

Está a punto de convertirse en madre por primera vez, ¡felicidades! Estos meses serán algunos de los más especiales de toda su vida y también, algunos de los más desafiantes. Por muy contenta que esté de traer una nueva vida al mundo, lo más probable es que también esté increíblemente nerviosa. Llevar un niño no es como dar un paseo por el parque, como probablemente lo ha oído. Y cuando es su primera vez, es un territorio nuevo e incierto. Probablemente se encuentra preocupada por la forma en la que su cuerpo está cambiando, las nuevas sensaciones que está experimentando y, sobre todo, se está preguntando cómo puede mantener sano a su bebé cuando hay tanta información sobre lo que debe hacer y lo que no. Si se siente abrumada por este nuevo capítulo de su vida, nadie la culpará.

El punto es que el embarazo no tiene que ser un momento de confusión y ansiedad. Esta puede ser una experiencia completamente nueva, pero eso no significa que tenga que estar llena de preocupaciones. Todo lo que necesita es la orientación correcta y la información útil y precisa que le sea de fácil acceso en todo momento. Con este libro a su lado, usted puede hacer una transición segura a su papel de madre primeriza. Cada capítulo la guiará a través de los muchos pasos de su embarazo, para que nunca se sienta insegura. No sentirá más estrés ni ansiedad. Solo el total conocimiento y toda la preparación que usted necesita para ser la madre más competente para su nuevo bebé.

En este libro, cada trimestre será completamente desmitificado. Obtendrá información detallada sobre cada trimestre de manera específica y lo que su bebé necesita de usted en cada uno de ellos. Entenderá sus síntomas, cómo manejarlos, las actividades que debe evitar a toda costa, qué comer para la salud óptima de su bebé, cómo prepararse para el trabajo de parto y el nacimiento, y mucho más. Si tiene una pregunta, yo tengo una respuesta. Eche un vistazo a este libro cuando no esté seguro de algo.

Como orgullosa madre de cinco hermosos y saludables niños, puedo decir con seguridad que tengo mucha experiencia cuando se trata del embarazo y el cuidado del bebé. Recuerdo vívidamente lo que fue estar embarazada por primera vez, devoré muchos libros frustrada porque no pude encontrar *uno solo* para cubrir todo. Durante más de una década orienté a mis amigas en sus primeros embarazos, comencé el popular club "Mamá Feliz, Bebé Feliz" en mi ciudad natal y, por supuesto, amplié mis conocimientos a medida que cada uno de mis otros bebés llegaba. No hay dos embarazos iguales, pero lo que he aprendido es que el mejor consejo y apoyo siempre viene de una madre experimentada.

Con los mejores consejos a su alcance, podrá enfrentar las complicaciones del embarazo con confianza. Usted puede concentrarse en su propio bienestar físico y emocional para que, cuando llegue su bebé, sea llevado al mejor ambiente posible. Ninguna madre le dirá que el embarazo es fácil, pero *puede* ser es una experiencia clarificadora y fortalecedora para la vida de la maternidad que está por venir. Con este libro, tendrá todas las herramientas que necesita para tomar el camino correcto.

Las personas a las que capacito y las amigas a las que he apoyado durante sus primeros embarazos siguen agradeciéndomelo hasta el día de hoy. Aunque todas las madres saben que no existe tal cosa como un embarazo "experto", me han dicho que me acerco lo más posible. Los secretos que comparto con las personas a las que ayudo son exactamente los que revelaré en este libro. Usted también puede cosechar los beneficios con los que he visto florecer a otras madres.

Cuando se trata de la preparación para el embarazo, no existe tal cosa como retrasarlo para después. Su bebé en ciernes necesita condiciones específicas *ahora*; ¿usted se está preparando o no? Los primeros días son algunos de los más cruciales para el desarrollo de su bebé, ya que todavía está en riesgo de un aborto espontáneo. Asegúrese de obtener la ayuda correcta tan pronto como sea posible, para que pueda poner a su bebé en el camino hacia una salud óptima.

La oportunidad de ser una buena madre no solo surge cuando su bebé nace, la oportunidad ya está aquí. Lo es ahora. Las decisiones que usted toma mientras su hijo está en su vientre tienen el potencial de afectar su vida entera. No tropiece con la maternidad. Tome medidas enérgicas y empoderadas. Al pasar la página, tenga la seguridad de que el primer paso firme comienza.

Capítulo 1 - Comienza el viaje

Con una década de formación sobre embarazos a mis espaldas, he notado muchas similitudes entre todas las madres primerizas, especialmente en los primeros días. Una vez que la emoción y la alegría de sus buenas nuevas se han asentado, ellas tienen las mismas preocupaciones. "¿Tengo que cambiar mi estilo de vida actual?", este es el meollo de la mayoría de sus preguntas. Me preguntan: "¿Cómo puedo evitar aumentar tanto de peso?" o "¿Cómo puedo prevenir las estrías?". Las nuevas mamás tienden a sentirse culpables por hacer estas preguntas, ¡pero no hay razón para hacerlo! Un bebé cambia todo y eso incluye tu cuerpo. Está bien tener momentos en los que se sienta abrumada, en los que parezca que el mundo se está derrumbando bajo tus pies. Sea paciente consigo misma y sepa que es mucho más fácil empezar a navegar cuando lo hace paso a paso.

En el presente capítulo, trataré todas las primeras preocupaciones que he escuchado de las madres primerizas. Todo lo que necesita saber inmediatamente está aquí, ya que es probable que se aplique a todo su embarazo. El viaje ha comenzado. ¡Acéptelo!

Lista de cosas que una mujer embarazada debe dejar de hacer

Cuando está embarazada, lo último que debería hacer es seguir haciendo su vida como siempre. Usted ya no es la única persona afectada por su dieta y sus hábitos, ahora hay una nueva vida a bordo. Y en algunos casos, el "hacer su vida como siempre" puede tener consecuencias desastrosas en la nueva vida que está creando. Una vez que sepa que está esperando un bebé, tendrá que desechar todos y cada uno de los hábitos que están en esta lista. Esto no es negociable. Es absolutamente esencial que usted y su bebé estén seguros y sanos.

1. Fumar y el humo de segunda mano

Fumar puede tener un impacto extremadamente negativo en la salud de su bebé y en su embarazo en general. Las mujeres embarazadas que fuman son mucho más propensas a tener un aborto espontáneo, pasar por un parto prematuro o un embarazo ectópico. Y lo crea o no, el humo de segunda mano es igual de dañino. La exposición puede conducir a las mismas consecuencias que el fumar e incluso puede resultar en problemas de comportamiento o de aprendizaje en el niño en crecimiento.

2. Tareas que involucren productos químicos y gases fuertes

Las mujeres embarazadas no reciben un pase libre en todas las tareas domésticas, pero definitivamente debe evitar las tareas que involucran productos químicos pesados como limpiadores de hornos, productos en aerosol y pesticidas. Es difícil mantenerse alejado de todos los productos químicos, así que si no está segura de si lo que está usando es seguro, lea la etiqueta de advertencia y las instrucciones. Si usted es la única persona que limpia en la casa, considere recurrir a opciones naturales como el bicarbonato de sodio y el vinagre, que a menudo pueden hacer un trabajo igualmente eficiente. Además de esto, siempre use guantes de goma cuando manipule productos de limpieza y asegúrese de que algunas ventanas estén abiertas para que su casa tenga una excelente ventilación. ¡Estas prácticas pueden hacer toda la diferencia!

3. Todo tipo de alcohol

En la actualidad, dejar el alcohol es bien conocido como una parte esencial de un embarazo saludable, ¡y por buenas razones! Cuando una mujer embarazada bebe alcohol, éste llega a su bebé. Esto se debe a que el alcohol puede pasar a través del torrente sanguíneo hasta la placenta. Esto puede dañar el cerebro y los órganos del bebé, resultando en defectos de nacimiento, daño cerebral, mortinato, un aborto espontáneo y más. Durante el embarazo deben evitarse todos los tipos de alcohol, incluyendo el vino, la cerveza y el licor.

4. Más de 200 mg de cafeína

No es necesario que deje el café o el té verde por completo cuando está esperando un bebé, pero sí debe evitar consumir grandes cantidades. Consumir demasiada cafeína pone a las mujeres en un mayor riesgo de aborto espontáneo. Además, los estudios han demostrado que la cafeína puede entrar en la placenta, esto significa que cuando usted ingiere cafeína, también lo hace su bebé. La cafeína puede darle un ligero *zumbido*, pero considere el efecto que puede tener en un ser recién formado sin un metabolismo desarrollado. Si es una bebedora de café, limítese a una taza al día y nada más. Tenga en cuenta que muchas sodas y bebidas energéticas también contienen cafeína. Si le gusta tomar este tipo de bebidas, preste mucha atención a la cantidad de cafeína que contienen.

5. Pescado con alto contenido de mercurio

El pescado puede ser muy beneficioso para la dieta de una mujer embarazada, pero el pescado con alto contenido de mercurio es algo totalmente diferente. Se aconseja a las mujeres embarazadas o en período de lactancia que no consuman peces que contengan grandes cantidades de mercurio en su carne. Esto significa que no se permite el atún, el tiburón, la caballa ni el pez espada.

6. Productos lácteos no pasteurizados

Las mujeres embarazadas *y* los bebés deben evitar los productos lácteos no pasteurizados. En otras palabras, cualquier cosa hecha de leche sin procesar, como el queso sin pasteurizar y, obviamente, la propia leche cruda. El proceso de pasteurización mata las bacterias dañinas, así que cuando usted consume leche cruda, existe la posibilidad de que contenga microorganismos peligrosos con el potencial de presentar consecuencias que pongan en peligro su vida y la de su hijo. Un estudio publicado por el Departamento de Salud Pública de Minnesota reveló que una de cada seis personas que beben leche cruda se enfermará. Se aconseja que todas las mujeres embarazadas lo hagan de forma segura y eviten consumir cualquier forma de leche cruda de cualquier animal.

7. Limpieza de la arena para gatos

Si usted tiene un gato, asigne las tareas de limpieza de la arena del gato a su pareja, miembros de su familia u otros compañeros de su casa. Por muy adorable que sea su gato, podría ser portador del parásito *Toxoplasma Gondii*, que podría transmitirle a través del contacto con los residuos de su gato. Este parásito puede causar una infección llamada toxoplasmosis y si usted se infecta durante el embarazo, puede resultar en grandes problemas para el bebé o para su embarazo, como mortinatos o abortos espontáneos. Si no hay nadie más que cambie la arena del gato, entonces tome precauciones adicionales usando guantes, solo alimentando a su gato con comida seca, lavándose bien las manos y manteniendo a su gato en casa.

8. Levantamiento de peso

Las mujeres embarazadas deben evitar todas las formas de levantamiento de peso, ya que la tensión causada puede causar diferentes tipos de daño, dependiendo del trimestre. En el primer trimestre, el esfuerzo por levantar objetos pesados puede desencadenar un aborto espontáneo. En los trimestres posteriores, los riesgos solo aumentan. Debido a los cambios hormonales durante el embarazo, los ligamentos del suelo pélvico y las articulaciones de la mujer se aflojan, lo que los hace más propensos al daño y al estrés. Un suelo pélvico debilitado puede provocar grandes problemas de incontinencia (incapacidad para controlar la micción) o incluso puede provocar el colapso del útero dentro de la vagina (prolapso).

Aunque algunas mujeres corren más riesgo que los excesos, una regla general es evitar levantar objetos pesados por completo y buscar a alguien que la ayude.

9. Algunos tipos de ejercicio

El ejercicio es altamente recomendado para todas las mujeres embarazadas, pero ciertos tipos deben evitarse. Los siguientes ejercicios presentan una variedad de riesgos y no son adecuados para mujeres embarazadas:

- Cualquier cosa que involucre saltar, rebotar o brincar.
- Ejercicios con movimientos espasmódicos o cambios bruscos de dirección.
- Deportes de contacto como el fútbol, boxeo, baloncesto o el hockey sobre hielo.
- Ejercicios abdominales que involucran acostarse boca arriba.
- Ejercicios que requieren acostarse boca abajo.
- Actividades con riesgo de caídas como escalada, esquí, gimnasia y equitación.

10. Ciertos medicamentos de venta sin receta

A las mujeres embarazadas se les aconseja no tomar los medicamentos que usaban antes del embarazo, a menos que hablen primero con un médico al respecto. Muchos medicamentos aparentemente inofensivos de venta sin receta, como la aspirina o el ibuprofeno, son increíblemente riesgosos durante el embarazo. En el primer trimestre, pueden provocar un aborto espontáneo y, más adelante, pueden provocar defectos de nacimiento en su bebé. Una buena regla empírica es hablar siempre con su médico antes de usar cualquier tipo de medicamento.

La verdad sobre el aumento de peso durante el embarazo

Es bien sabido que el aumento de peso debe esperarse durante el embarazo. Aunque la cantidad de peso que se gana varía de una mujer a otra, hay muchas que ganan una gran cantidad de peso y, desafortunadamente, esta perspectiva puede preocupar a algunas madres primerizas. Por supuesto, las nuevas madres no deberían preocuparse por el peso que están ganando, siempre y cuando ellas y sus bebés estén sanos, eso es todo lo que importa. A pesar de ello, es completamente comprensible si algunas mamás quieren controlar su peso y, en algunos casos, deben ser orientadas.

La mayoría de las madres no serán obesas durante el embarazo, que es el único momento en que el aumento de peso puede convertirse en un riesgo significativo. Las madres obesas tienen un mayor riesgo de preeclampsia, diabetes gestacional y parto prematuro. Por lo tanto, si ya tenía sobrepeso antes de quedar embarazada, preste mucha atención a los siguientes datos.

- **Usted no necesita calorías adicionales en su primer y segundo trimestre de embarazo.**

Todos hemos escuchado la frase "comer por dos" usada en mujeres embarazadas, pero desconocido para la mayoría, esto no se refiere a la cantidad de comida ingerida. Las mujeres embarazadas no necesitan comer el doble en el primer y segundo trimestre. No son las calorías de las que necesitan más, sino los nutrientes. En lugar de comer cantidades mayores, necesitan concentrarse en alimentos más ricos en nutrientes. El concepto erróneo de "comer por dos" puede llevar a un aumento de peso innecesario.

- **La cantidad de peso que necesita aumentar depende de su peso inicial**

La mujer promedio necesita aumentar entre 25 y 35 libras para un embarazo saludable, pero algunas pueden necesitar ganar menos o más, dependiendo de cuánto pesan. Cuanto menos peses actualmente, más tendrás que ganar y cuanto más peses, menos tendrás que ganar. Las que están por debajo de su peso necesitarán aumentar entre 28 y 40 libras, mientras que las que tienen sobrepeso solo deben aumentar entre 15 y 25 libras. Si usted está embarazada de más de un bebé, espere que estos números sean más altos.

- **El peso no es solo grasa**

El aumento de peso es crucial para su embarazo y eso se debe a que no solo está aumentando de peso. De hecho, si una mujer aumenta 35 libras durante el embarazo, solo de 5 a 9 libras serán en reservas de grasa. El aumento del tejido mamario, el suministro de sangre, el crecimiento del útero, el líquido amniótico, la placenta y, por supuesto, el propio bebé, todos ellos asumen ese peso extra. Engordar menos podría significar darle a su bebé menos de lo que necesita para estar completamente sano, así que no intente engordar menos de lo recomendado.

- **El aumento de peso no es consistente**

Usted no aumentará de peso de manera constante durante su embarazo. Pasará muchas semanas permaneciendo en un peso consistente, pero también notará veces, por lo general en el segundo trimestre, donde el aumento de peso ocurre muy rápidamente. Y más tarde en el tercer trimestre, a medida que se acerca la fecha prevista de parto, todo el aumento de peso se detendrá.

- **El ejercicio seguro puede mantener el exceso de grasa alejado**

No solo ayudará con el aumento de peso, sino que también puede aliviar los dolores y molestias durante la última etapa del embarazo. Lo importante es que el ejercicio no sea demasiado agotador. La manera perfecta de mantenerse activo es hacer que caminar sea parte de su rutina. Los médicos recomiendan comenzar con al menos diez minutos de caminata al día y añadir diez minutos cada mes. Y recuerde, ¡la caminata que hace mientras hace sus quehaceres también cuenta! Si le gustaba correr antes de quedar embarazada, siéntase libre de seguir haciéndolo.

¿Qué sucede con la aparición de las estrías?

Cuando la piel se estira debido al rápido aumento de peso, puede provocar estrías. Durante el embarazo, las mujeres pueden tener estrías en el vientre, los senos, muslos, la parte superior de los brazos y, a veces, incluso en los glúteos. Las estrías frescas a menudo aparecen ligeramente rojas o moradas, pero a medida que envejecen, se desvanecen a un color blanco o plateado.

Desafortunadamente, no hay una manera segura de evitar las estrías por completo. Nueve de cada diez mujeres las adquieren hasta cierto punto durante el embarazo. La genética también jugará un papel importante en la determinación de si se producen estrías y su apariencia. Si sus padres o abuelos desarrollaron estrías, es más probable que usted también lo haga.

Incluso si usted está genéticamente predispuesto a tener estrías, hay medidas que puede tomar para reducir sus probabilidades. Las siguientes prácticas han demostrado ayudar a minimizar y prevenir las estrías:

Obtenga suficiente vitamina D

Los estudios han demostrado que los bajos niveles de vitamina D pueden aumentar la probabilidad de contraer estrías. Para aumentar los niveles de esta importante vitamina, considere comer alimentos fortificados con vitamina D (muchos tipos de cereales, leche o yogur) o exponerse más al sol.

Manténgase hidratada

Las estrías son mucho más propensas de aparecer en la piel seca, así que para evitarlas, asegúrese de mantener su piel hidratada. Considere el uso de cremas y aceites de marcas como Mederma, Earth Mama o Bio-Oil, que se sabe que ayudan con las estrías existentes, así como con la prevención.

Manténgase hidratada internamente

La hidratación exterior es importante, pero aumentar la ingesta de agua y los niveles de humedad en el interior puede ser mucho más beneficioso para la prevención de las estrías. Cuando su cuerpo está completamente hidratado, su piel se suaviza y es, por lo tanto, mucho menos propensa a desarrollar estrías. A las mujeres con piel seca les resultará mucho más difícil evitar las cicatrices del aumento de peso.

Obtenga mucha vitamina C

Con o sin estrías, se sabe que la vitamina C es altamente beneficiosa en la búsqueda de una piel sana. Esto se debe a que la vitamina C juega un papel crucial en la producción de colágeno de su cuerpo, una proteína importante responsable de la elasticidad de su piel. Para aumentar sus niveles de vitamina C, coma más frutas y verduras o considere tomar un suplemento de vitamina C.

Controle el peso de su embarazo

Una madre nunca debe limitar su ingesta de nutrientes en la búsqueda de ser de menor talla, pero las madres *pueden* limitar la cantidad de alimentos que comen. Concéntrese en comidas pequeñas pero frecuentes, ricas en todos los nutrientes que necesita. Y cuando pueda, ¡trate de evitar los antojos de comida poco saludable!

Trate las estrías tan pronto como aparezcan

Cuanto antes trate las estrías, mayor será la probabilidad de que mejoren su apariencia. Una vez que vea que se forman marcas púrpuras o rojas, asegúrese de untarse un producto o crema hidratante confiable para el control de las estrías. Para obtener mejores resultados, deberá tratar la zona afectada diariamente, incluso si no ve los resultados tan rápido como desea. Hasta aquellas que hidratan diligentemente pueden terminar esperando un mes para ver grandes mejoras.

5 suplementos para mejorar la salud de la madre y el bebé

Tan pronto como usted quede embarazada, su cuerpo comienza a demandar más nutrientes. Esto es cierto en el caso de los macronutrientes como las proteínas, las grasas y los carbohidratos, pero es especialmente cierto en el caso de los micronutrientes, que incluyen vitaminas y minerales. Para asegurarse de que está satisfaciendo esta creciente demanda, se recomienda que las mujeres se comprometan a consumir una dieta rica en nutrientes o, al menos, que hagan de los suplementos una parte de su rutina diaria. Si usted está experimentando una fuerte aversión a la comida o náuseas durante su embarazo, va a querer mantener una reserva de estos suplementos para que pueda recibir los nutrientes que necesita.

Además de estos suplementos, asegúrese de hablar con su médico sobre las mejores vitaminas prenatales que puede tomar. Tus vitaminas prenatales cubrirán una buena parte de tus necesidades de nutrientes, pero no todo. Siempre es mejor saber qué le dan sus vitaminas prenatales y qué es lo que necesita para obtener la mayor parte de lo que recibe en otros lugares.

Tenga en cuenta que todos los suplementos de esta lista han sido considerados seguros por profesionales de la salud. Si está considerando tomar un suplemento que no está en esta lista, hable con un médico antes de hacerlo.

Ácido fólico

Cantidad recomendada: 600 mcg

Fuentes naturales: Espárragos, huevos, betarragas, palta, espinacas, brócoli.

La vitamina B9, comúnmente conocida como ácido fólico, es conocida por ser vital para el desarrollo y la salud general de un bebé en crecimiento. Numerosos estudios han demostrado que el ácido fólico es directamente responsable de reducir el riesgo de ciertos defectos y anormalidades congénitas. Los médicos incluso recomiendan un suplemento de folato para las mujeres que intentan quedar embarazadas, ya que la ingesta antes del embarazo trae aún más beneficios. A pesar de que es posible, la mayoría de las mujeres no comen suficiente folato a través de su dieta exclusivamente, por lo que un suplemento puede ser de gran ayuda.

Vitamina D

Cantidad recomendada: 50 mcg

Fuentes naturales: la luz solar, pescados grasos como el salmón o la caballa, yemas de huevo, alimentos fortificados con vitamina D, incluidos los lácteos y algunos cereales.

La deficiencia de vitamina D es, desafortunadamente, muy común, no solo en las mujeres embarazadas sino en todas las personas. En el embarazo, una ingesta inadecuada de vitamina D se ha relacionado con fracturas óseas, crecimiento óseo anormal, preeclampsia, vaginosis bacteriana y raquitismo en los recién nacidos. La vitamina D es un nutriente esencial para todas las mujeres embarazadas, ya que juega un papel importante en la formación de los huesos y dientes de su bebé. A diferencia de la mayoría de las otras deficiencias vitamínicas, es posible que tenga deficiencia de vitamina D y no presente síntomas obvios.

Hierro

Cantidad recomendada: 27 mg

Fuentes naturales: ostras, almejas, mejillones, hígado de pollo o de vaca, espinacas.

Su volumen de sangre materna aumentará en un 50% durante el embarazo, así que esto significa que su necesidad de hierro también. El hierro ha demostrado ser crucial para el desarrollo saludable tanto del feto como de la placenta. La deficiencia de hierro, o anemia, se ha relacionado con un mayor riesgo de anemia infantil, parto prematuro e incluso depresión para la futura madre. En el caso del hierro, es importante que solo se consuma la ingesta recomendada y no más que eso. El exceso de hierro puede provocar vómitos, estreñimiento y muchos otros efectos secundarios desagradables.

Magnesio

Cantidad recomendada: 310 mg

Fuentes naturales: Chocolate negro, palta, almendras, castañas, tofu, semillas de calabaza, semillas de lino, espinacas. La necesidad de magnesio de una mujer aumenta durante el embarazo, y dado que se excreta en mayores cantidades a través de la orina o el vómito (náuseas matutinas), se aconseja que las madres repongan sus niveles de magnesio a través de su dieta o suplementos. Los estudios han demostrado que una deficiencia de magnesio en mujeres embarazadas conduce a un mayor riesgo de parto prematuro, preeclampsia y restricción del crecimiento fetal. Sin embargo, niveles suficientes de magnesio se han relacionado con la reducción de calambres durante el embarazo y, lo crea o no, ¡recién nacidos con mejores ciclos de sueño!

Yodo

Cantidad recomendada: 260 mcg

Fuentes naturales: Bacalao, yogur natural, requesón, camarones, huevos.

Nuestra necesidad diaria de yodo es extremadamente pequeña en comparación con otras vitaminas y minerales, pero esa pequeña cantidad es muy importante. En las mujeres embarazadas, el yodo ayuda a la tiroides regulando las hormonas que controlan la frecuencia cardíaca, el metabolismo y otras funciones. Las madres que no obtienen suficiente yodo aumentan significativamente el riesgo de que su bebé nazca con una tiroides subdesarrollada. Esto puede causar sordera en los niños, defectos congénitos, discapacidades de aprendizaje, un coeficiente intelectual bajo y mucho más. Debido a que demasiado yodo también puede presentar riesgos serios, los médicos recomiendan tomar un suplemento de yodo con solo 150 mcg y nada más.

Antes de sumergirnos en el primer trimestre, por favor tenga en cuenta que todo lo que se encuentra en este capítulo se aplica a todo el embarazo. Haga que los buenos hábitos formen parte de su rutina diaria y, eventualmente, tanto usted como su bebé cosecharán los beneficios.

Capítulo 2 - El primer trimestre

¿Sabías que el primer trimestre comienza antes de que estés embarazada? Desconocido para la mayoría, el Día 1 no es el día de la concepción, sino el primer día de su último período antes de quedar embarazada. El primer trimestre dura desde este día hasta el final de la semana 12. Cuando una mujer descubre que está embarazada, por lo general ya tiene cinco o seis semanas de embarazo. En este punto, generalmente se puede detectar un latido cardíaco. Aunque parezca mentira, su bebé crece más rápidamente en el primer trimestre que en cualquier otro trimestre. En tan poco tiempo ocurren más cambios que en cualquier otro momento del embarazo. ¿Tiene curiosidad por saber cuáles son estos cambios? Aquí están algunos de los mayores desarrollos del primer trimestre:

- El óvulo fertilizado se ha implantado en el útero, donde seguirá creciendo durante los próximos ocho o nueve meses.
- El embrión comenzará a dividirse en tres capas. La capa más alta eventualmente formará la piel, los ojos y las orejas de su bebé. La capa media se convertirá en los huesos, riñones, ligamentos y la mayor parte del sistema reproductivo del bebé. Y desde la capa inferior, los otros órganos de su bebé, como los pulmones y los intestinos, comenzarán a desarrollarse.
- En el momento en que la semana 12 empieza, los músculos y huesos de su bebé se han formado, así como todos los órganos de su cuerpo. Tiene una forma humana distinguible y ahora puede llamarse oficialmente feto.

A medida que se producen estos grandes acontecimientos, el cuerpo de una madre comienza a experimentar muchos sentimientos nuevos. Es probable que ya esté pasando por algunas de estas cosas. Tengan la seguridad de que todo es parte del proceso que es la formación de la vida.

10 síntomas comunes del primer trimestre y cómo lidiar con ellos

Comenzará a sentirse embarazada mucho antes de que empiece a parecerlo. Puede ser en los primeros días, pero el primer trimestre todavía está lleno de sus propios síntomas. Cuando no sabe qué esperar, puede ser difícil distinguir entre lo que es normal y lo que no lo es. No todas las madres experimentarán los síntomas de esta lista, de hecho, es posible que incluso descubra que varía con cada embarazo que tenga. Si usted está experimentando cualquiera de los siguientes síntomas, sepa que es completamente normal y que la mayoría de las madres marcarán por lo menos una o dos casillas. Y lo mejor de todo es que hay algún grado de alivio disponible.

1. Náuseas matutinas

No hay una sola causa para las náuseas matutinas, pero se debe en gran parte al aumento de los niveles hormonales. Desafortunadamente, el término "náuseas matutinas" es bastante engañoso. Las náuseas y los vómitos relacionados con el embarazo pueden afectarla en cualquier momento del día, generalmente a partir de la sexta semana. Por horrible que se sienta, los médicos no aconsejan saltarse las comidas; de hecho, es posible que se sienta aún peor con el estómago vacío. En lugar de eso, limítese a las comidas pequeñas, beba mucho líquido y beba un poco de té de jengibre que calme el malestar del estómago. Si las náuseas persisten, considere la posibilidad de adquirir algunas pulseras de acupresión. Afortunadamente, las náuseas matutinas tienden a disminuir en el segundo trimestre.

2. Cansancio

Su cuerpo está haciendo muchos ajustes y cambios para acomodar a un bebé, y naturalmente, esto puede resultar en un cansancio extremo. A veces lo mejor es relajarse y descansar a su gusto. Ahora es el momento de cuidarse. Acurrúquese en el sofá y lea, vea la televisión o haga lo que le guste hacer en su tiempo libre. Si usted está frustrado por ser sedentario todo el tiempo, considere agregar alimentos que aumenten la energía a su dieta. Algunos de estos incluyen papas, espinacas y avena. Y de paso, asegúrese de beber suficiente agua, ya que la deshidratación puede aumentar la fatiga del embarazo.

3. Estreñimiento

Es normal tener más problemas de lo normal con las deposiciones durante el embarazo. Si usted no está haciendo ejercicio o bebiendo suficiente agua, esto puede contribuir al problema. También es de conocimiento general que ciertas vitaminas prenatales pueden empeorar aún más el estreñimiento. Si el problema persiste después de hidratarse y hacer ejercicio con más frecuencia, es posible que desee hablar con su médico acerca de cambiar a diferentes vitaminas.

4. Aversiones a ciertos alimentos

Debido a los cambios hormonales, es probable que te sientas completamente repelido por ciertos alimentos. Esto generalmente se relaciona con sentimientos de náuseas matutinas. Algunos de los alimentos a los que usted se sentirá reacio pueden incluir alimentos picantes, carne (especialmente roja), ajo, leche y cualquier otro que desprenda un olor fuerte. La única manera de manejar esto es ser amable con uno mismo. Si cierto alimento te hace sentir enfermo, no te obligues a comerlo. Usted puede encontrar esos nutrientes en otros alimentos. Diviértase en la tienda de comestibles y escoja muchas opciones diferentes para usted. Una vez que esté en casa, separe los alimentos que la hagan sentirse mal, de los que puede soportar o los que realmente le gustan.

24

5. Antojos de comida

Y luego tiene lo opuesto a la aversión a la comida: ¡antojos! La sensación de que debe tenerlo y debe tenerlo *ahora*. En su mayor parte, no hay nada malo en satisfacer sus antojos de comida. Sin embargo, puede convertirse en un problema si usted tiene antojos de alimentos muy específicos todo el tiempo o si sus antojos son extremadamente poco saludables. Lo creas o no, el 30% de las mujeres reportan tener antojos de artículos no alimenticios como jabón o tiza. Si usted está experimentando antojos no alimenticios, por favor ¡no satisfaga estos impulsos!

Antes de satisfacer un antojo, trate de beber un vaso grande de agua primero. En realidad, es sorprendentemente común confundir la sed con el hambre. Asegúrese de no estar deshidratado antes de apresurarse a darse el gusto. Una segunda manera de mantener los antojos a raya es agregar más proteínas a su dieta. Los estudios han encontrado una relación entre más proteínas en el desayuno y el número de antojos a lo largo del día.

6. Micción frecuente

La necesidad de orinar con frecuencia puede aparecer en la cuarta semana de su embarazo, ¡incluso antes de que sepa que está embarazada! Sus riñones necesitan ser más eficientes para deshacerse de los desechos durante su embarazo, así que este es un molesto efecto secundario del flujo sanguíneo adicional que va a sus riñones y al área pélvica. Desafortunadamente, este síntoma solo se vuelve más extremo a medida que continúa el embarazo. Pronto, su útero comenzará a crecer al igual que su bebé, aumentando la cantidad de presión sobre su vejiga. No hay manera de detener esto por completo y se recomienda encarecidamente que las mujeres embarazadas no minimicen su consumo de agua para intentar controlarlo. Para evitar empeorarlo, limite su consumo de café, té y sodas, los cuales solo aumentan la necesidad urgente de orinar.

7. Senos sensibles e hinchados

Su cuerpo se está preparando para proporcionar alimento a un bebé y cuando el bebé llegue, necesitará el sustento de sus senos. Para prepararse para esto, sus senos comenzarán a crecer y a cambiar. Esto puede resultar en una piel sensible o hinchada. Esto comienza en el primer trimestre y continuará durante todo el embarazo. Si usted todavía está usando sus sostenes antes del embarazo, esto puede estar exacerbando el problema. Dele a sus senos el apoyo que necesitan y considere comprar un sostén de maternidad de alta calidad. Es posible que esto no resuelva el problema por completo, pero definitivamente proporcionará algún alivio.

8. Cambios de humor

Si se siente malhumorada, inquieta, fácilmente irritable o más deprimida de lo normal, puede estar seguro de que es completamente normal. La depresión y los cambios de humor son comunes cuando sus hormonas están en sobrecarga. Una manera clave de controlar estos síntomas es asegurarse de que está durmiendo lo suficiente y de que está consumiendo una dieta nutritiva. Dado que sus niveles de energía ya son bajos, es importante que continúe recargándose para que su bienestar emocional no se vea afectado. Y siempre recuerde hacer tiempo para divertirse. Si se encuentra trabajando mientras está embarazada, asegúrese de que siempre haya tiempo cada día para dedicarse a una actividad que le traiga alegría.

9. Acidez estomacal

Durante el embarazo, una mujer produce niveles más altos de la hormona progesterona. Esta hormona tiene un efecto calmante en ciertos músculos, incluyendo el anillo del músculo en el esófago. Desafortunadamente, cuando este músculo se relaja, le resulta más difícil mantener los ácidos en el estómago, lo que lleva al reflujo ácido y, lo adivinó, a la acidez estomacal. Para reducir sus probabilidades de sufrir de acidez estomacal, los médicos recomiendan evitar los alimentos picantes o ácidos, comer comidas en menores proporciones pero más frecuentes y esperar por lo menos una hora antes de acostarse después de una comida. Y para calmar la acidez estomacal, un vaso de miel y leche o una pequeña taza de yogur pueden hacer maravillas.

10.   Cambios en la piel

Es probable que haya oído hablar del "resplandor del embarazo", en el que sus mejillas se ponen sonrosadas y todo su cutis parece un poco más brillante. Las futuras madres tienden a obtener el resplandor del embarazo en el primer trimestre, bastante temprano. Pero desafortunadamente, no todos verán cambios positivos. Algunas mujeres experimentarán más aceite de lo habitual y esto puede incluso provocar acné y brotes. Si usted era propensa a los brotes durante su período, lo más probable es que el embarazo también la haga brotar. Afortunadamente, estos cambios en la piel son temporales y disminuirán una vez que sus hormonas regresen a la normalidad. Haga lo que haga, manténganse alejada de los productos para la piel con ácido salicílico o vitamina A (retinol) a menos que hable primero con un médico, ya que se sabe que estos ingredientes afectan el embarazo.

¿Cuándo llamar a su médico?

Probablemente no tendrá grandes problemas durante el embarazo, pero siempre es importante que se mantenga informada. Si alguno de los siguientes síntomas se aplica a usted, llame a su médico para obtener ayuda adicional, ya que podría indicar un problema más serio.

Sangrado vaginal intenso

Las manchas son muy comunes en las mujeres embarazadas, pero el sangrado intenso suele ser motivo de preocupación, especialmente si hay calambres o dolor abdominal. En los primeros días, todavía existe la posibilidad de un aborto espontáneo o un embarazo ectópico. El sangrado intenso a menudo puede ser un signo de una de estas desafortunadas complicaciones.

Secreción vaginal y comezón

Es completamente normal tener algo de flujo vaginal durante el embarazo, pero tenga cuidado con el flujo inusual que va acompañado de picazón. Esto podría ser un síntoma de una enfermedad de transmisión sexual (ETS). Por lo general, son enfermedades tratables, pero a veces pueden tener efectos negativos en su embarazo. Si es posible que tenga una ETS, acuda a un médico de inmediato para que no afecte a su bebé.

Náuseas o vómitos severos

Las náuseas matutinas es una parte esperada del embarazo, pero si cualquiera de los siguientes datos se aplica a usted, comuníquese con su médico.

- Vomita más de tres veces al día casi todos los días.
- Lleva 12 horas sin beber nada.
- Ha vomitado sangre, incluso si es una pequeña cantidad.

Micción con sensación de ardor

Las infecciones del tracto urinario (ITU) son muy comunes en el embarazo. Aunque por lo general no hay nada de qué preocuparse, se convierte en un asunto más serio cuando usted está embarazada. Si no se trata a tiempo, una ITU puede causar una infección renal, la cual tiene el potencial de desencadenar un parto prematuro o conllevar a un bajo peso del bebé al nacer. Los antibióticos de un médico pueden resolver fácilmente el problema de una ITU, por lo que es esencial que las futuras madres busquen tratamiento para una complicación completamente prevenible.

Fiebre alta

Existen muchas causas potenciales de fiebre alta en el embarazo, aunque algunas de ellas no son motivo de preocupación, es importante descartar las causas más graves. En el peor de los casos, podría tratarse de una infección, lo que podría provocar complicaciones en el desarrollo de su bebé en crecimiento. Incluso si usted cree firmemente que es solo una fiebre normal, los médicos no recomiendan automedicarse, ya que algunos medicamentos para aliviar el dolor son peligrosos durante el embarazo. Manténgase segura ante cualquier signo de fiebre y llame a su médico.

5 maneras en que su cuerpo cambiará en el primer trimestre

Mientras su cuerpo se prepara para hacer un hogar para un bebé, verá una serie de nuevos cambios y desarrollos. Aunque muchos de estos cambios ocurrirán más adelante en el embarazo, una buena cantidad de cambios comenzarán tan pronto como en el primer trimestre.

1. **Sus Senos**

A medida que sus glándulas mamarias aumentan de tamaño, sus senos se hincharán para prepararse para la lactancia. Las areolas (las áreas coloreadas alrededor de los pezones) también se oscurecen y se agrandan. Para algunas mujeres, las glándulas sudoríparas en esta área también pueden agrandarse, resultando en diminutas protuberancias blancas.

2. **Secreción vaginal**

Las mujeres embarazadas tienden a tener más flujo vaginal del que están acostumbradas. La secreción normal es lechosa y de consistencia liviana. Algunas mujeres se sienten más cómodas usando protectores diarios pequeños.

3. **Espesor de cabello**

Muchas mujeres embarazadas reportan tener un cabello grueso y brillante que luce aún más saludable que antes del embarazo. Desafortunadamente, esto también puede ir acompañado de un mayor crecimiento de vello en otras áreas del cuerpo, como la cara, el estómago y, a veces, incluso la espalda. Puede agradecer el aumento de los niveles de estrógeno por esto.

4. Uñas quebradizas

Otro efecto secundario de los niveles más altos de estrógeno son las uñas quebradizas. Muchas madres encuentran que sus uñas son más suaves y más propensas a partirse. Sin embargo, no todo es culpa de los estrógenos; muchos expertos piensan que el aumento del flujo sanguíneo en los dedos de los pies y de las manos también podría ser el culpable.

5. Pies más grandes

No te preocupes, esto no les pasa a todas las mujeres que se embarazan. Debido al aumento de las hormonas de crecimiento, muchas futuras madres observan que sus pies se hacen más grandes y a veces más planos. Esto sucederá gradualmente durante el curso de su embarazo. Lo creas o no, ¡algunas mujeres han crecido una talla entera de zapatos!

¿Qué es una Doula y cómo pueden ayudar?

Una Doula es una profesional capacitada cuyo trabajo principal es proporcionar apoyo físico y emocional a las madres durante todo el embarazo. Aunque se pueden contratar en cualquier momento, incluso en el último momento, se recomienda que las madres contraten una doula lo antes posible, para tener más tiempo para sentirse cómodas con ella.

Si decide contratar a una doula, ella le ayudará con lo siguiente:

- Técnicas de respiración, posiciones de trabajo de parto y calmantes a través de masajes u otros métodos de relajación en el día del trabajo de parto y el parto.
- Capacitación y apoyo al padre (u otro compañero de parto) para que ellos también puedan proporcionar el mejor apoyo para la nueva madre.

- Apoyo emocional a través de los altibajos del embarazo, hasta el final y quizás incluso más allá.
- Informarle si está en trabajo de parto y cuándo es el momento de ir al hospital.
- Crear un ambiente más confortable para el trabajo de parto y el parto, por ejemplo, con música suave, luces tenues, velas, etc.
- Ayudarle a ir y volver del baño (cuando sea necesario) y asegurarse de que ha comido y bebido lo suficiente el día del parto.

Las contribuciones de una doula van muy lejos, y muchas mujeres afirman que nunca podrían haberlo hecho sin la ayuda de una. Dicho esto, es importante recordar que una doula no da consejos médicos. Su ayuda no reemplaza la ayuda de un médico.

¿Cuáles son los beneficios de contratar a una Doula?

Las doulas han demostrado tener los siguientes beneficios en una madre y su experiencia en el embarazo y el parto:
- Reducción significativa de la ansiedad.
- Disminuye el tiempo de trabajo de parto en un 25%.
- Es menos probable que necesite una epidural u otro medicamento para aliviar el dolor.
- Probabilidades de necesitar una cesárea reducida en un 50%.
- Mayores posibilidades de éxito en la lactancia materna.
- Una mejor experiencia de vinculación con el nuevo bebé.
- Una experiencia de parto más positiva en general.

¿Cuánto cuesta una Doula?

El costo de una doula varía ampliamente y para algunas personas, pueden estar parcial o totalmente cubiertos por su proveedor de seguro de salud. Si está pagando de su bolsillo, espere que una doula cueste entre $800 y $2,500.

¿Una doula es adecuada para usted?

A pesar de lo notable que puede ser una doula, no todas las madres sienten que son las adecuadas para una, iy eso está totalmente bien! Todo depende de tu personalidad. A algunas mujeres no les gusta la idea de que alguien que no conocen esté presente durante los momentos íntimos. Ten en cuenta que tu doula estará allí durante algunos de tus días más difíciles. Ella se acercará y será cercana con usted porque esa es la mejor manera en que puede ayudar. Mientras que la mayoría de las mujeres encuentran que el apoyo de una doula les da poder, otras sienten que reciben suficiente apoyo de otros lugares.

Si usted tiene una familia que la apoya mucho y tiene mucha experiencia en el embarazo y el parto, puede que no sea necesaria una doula. Y si le toma mucho tiempo para sentirse cómodo con una persona que no conoces bien, es posible que su tipo de personalidad no sea el adecuado. Pero a menos que caiga en alguna de estas categorías, he descubierto que las doulas son siempre una ayuda increíble. Muchas familias se mantienen en contacto con sus doulas porque se ganan a un amigo después de muchos meses juntos. Si puede permitírselo, considera una doula.

¿Cómo puedo encontrar una doula?

Hay muchas maneras de encontrar la doula de sus sueños. Intente buscar en directorios en línea como:
- DONA Internacional
- Nacimiento desde adentro
- Asociación Profesional de Parto y Posparto (CAPPA)
- Partido de Doula

Elija la doula que mejor se adapte a sus necesidades (en este caso, necesitarás una doula para el parto) y entrevista a tantos candidatos como puedas. Pasará mucho tiempo con esta persona, así que asegúrese de que sea alguien con quien se sienta cómodo. Y, por supuesto, asegúrese siempre de que tengan la formación y las certificaciones adecuadas. Cuando encuentre la doula para la que está hecho, ¡tendrá un buen presentimiento!

Para muchas mamás, el primer trimestre es el más difícil, especialmente si tiene algunos síntomas intensos. Afortunadamente, se avecinan algunos días más fáciles. A medida que las mamás hacen la transición al siguiente trimestre, encuentran mucho alivio de sus difíciles síntomas.

Capítulo 3 - El segundo trimestre

¡Bienvenidos al segundo trimestre! Está a mitad de camino y probablemente se siente increíblemente aliviada de haber alcanzado este objetivo. Muchas de las dificultades del primer trimestre, como las náuseas matutinas y la fatiga, desaparecerán en el segundo trimestre. Es probable que se sienta con más energía que antes y que reduzca la sensibilidad en sus senos. Si aún no está sintiendo estos avances positivos, ¡espere! Llegarán pronto.

En el primer trimestre, usted habrá aumentado poco o nada de peso (a menos que estuviera muy delgada), pero esto cambiará en el segundo trimestre. Su vientre se expandirá significativamente en los próximos meses y finalmente comenzará a verse embarazada. Dado que se trata de un período de crecimiento rápido, es en este momento cuando las estrías tienen más probabilidades de aparecer. Usted necesitará de ropa de maternidad durante este tiempo, así que asegúrese de estar bien equipada con ropa de embarazo que le ofrezca comodidad y apoyo.

Están pasando muchas cosas dentro de su vientre. Durante el segundo trimestre, estos cambios, entre muchos otros, comienzan a tener efecto:

- Los órganos de su bebé están completamente desarrollados ahora.
- ¡Tu bebé puede oír! Sus primeros sonidos percibidos serán el sonido de la voz de su madre, el latido de su corazón, el refunfuño de su vientre y todos los demás ruidos fascinantes del cuerpo humano.

- Finalmente podrá sentir que su bebé se mueve de un lado a otro. Esto es más común más adelante en el segundo trimestre.

Ejercicios del suelo pélvico que todas las madres deben saber

Ahora que está más involucrada en su embarazo, es hora de trabajar en el fortalecimiento de los músculos del suelo pélvico. Esta es una práctica completamente opcional y no tendrá ninguna influencia en su bebé, pero las madres que fortalecen su suelo pélvico siempre se sienten aliviadas de lo que hicieron. ¡Esta práctica es solo para el beneficio de mamá!

Durante el embarazo y el parto, el suelo pélvico de la mujer se estira más allá de sus límites habituales. Estos músculos son responsables de mantener la vejiga cerrada y controlar la orina que sale o permanece dentro. Cuando los músculos del suelo pélvico se debilitan, es más probable que la mujer escape orina accidentalmente, especialmente mientras estornuda, tose o se esfuerza de alguna manera. Debido a que estos músculos también ayudan a mantener el ano cerrado, incluso puede disminuir el control con respecto a los gases.

Desafortunadamente, los músculos del suelo pélvico no se fortalecen por sí solos. Para evitar dichos momentos vergonzosos, las mujeres deben hacer el esfuerzo de fortalecer sus músculos pélvicos y, mejor aún, hacer de estos ejercicios parte de su rutina. Algunos de estos ejercicios pueden parecer difíciles de hacer al principio, pero con la práctica, usted se acostumbrará a ellos. Así como otros músculos de su cuerpo pueden fortalecerse, también puede hacerlo su suelo pélvico.

Aislamiento de los músculos del suelo pélvico

Este es un primer paso esencial y uno que es mejor intentar mientras se está sentado en el inodoro. Al orinar, detenga el flujo a mitad de la micción. Los músculos que acabas de activar son los del suelo pélvico. Vea si puede dejar de orinar durante dos segundos y luego continúe vaciando la vejiga como de costumbre. Es importante tener en cuenta que no se trata de un ejercicio del suelo pélvico, sino de una forma de ayudar a las principiantes a identificar los músculos del suelo pélvico. No se recomienda dejar de orinar habitualmente a mitad de la micción. Si se encuentra apretando sus nalgas mientras trata de aislar estos músculos, entonces todavía no ha tenido éxito. Pero está bien, siga intentándolo.

Una vez que haya identificado los músculos del suelo pélvico, estará lista para empezar a ejercitarlos. Si usted es principiante, puede ser mejor vaciar su vejiga completamente primero. Y tome como precaución: cumpla a las repeticiones indicadas y no haga demasiado ejercicio o puede que encuentre que esta práctica le resulte contraproducente.

- **Ejercicio #1**

Este ejercicio para principiantes se puede realizar en cualquier lugar y en cualquier momento. Apriete los músculos del suelo pélvico y sosténgalos durante diez segundos. Luego, relaje los músculos durante diez segundos. Realice diez repeticiones, de tres a cinco veces al día.

- **Ejercicio #2**

Ponte en posición sentada e imagina que está sentada sobre una canica. Luego, tensa los músculos del piso pélvico como si estuvieras jalando la canica hacia arriba. Imagínate levantando la canica solo con el suelo pélvico. Sostenga la canica por tres segundos y luego suéltela por tres segundos. Realice de diez a quince repeticiones, tres veces al día.

- **Ejercicio #3**

En lugar de sostener la canica por tres segundos, trate de sostenerla solo por un segundo. Para hacer este ejercicio de ritmo más rápido, tire de la canica imaginaria hacia arriba rápidamente, levántela y suéltela inmediatamente. Realice estas contracciones rápidas así como las más lentas varias veces al día.

5 maneras de crear vínculos con su bebé

Aunque usted puede comenzar a establecer lazos afectivos con su bebé en cualquier momento, el segundo trimestre es un momento especialmente maravilloso para hacerlo. Como se mencionó al principio de este capítulo, su bebé ahora puede oírla. Esto abre muchas más maneras de establecer un vínculo con su pequeño. Estas son algunas de las formas en las que puede empezar a crear lazos afectivos ahora:

1. Cántele a su vientre

Su bebé ya conoce muy bien su voz. Debido a que es la voz principal que él o ella escucha, se ha convertido en un sonido y una vibración muy relajante. Cante una canción o melodía que le guste y envíe esa positividad dentro de tu vientre. A su bebé le gustará que lo calmen de esta manera.

2. Hable con su bebé

Si no es una gran cantante, entonces no se estrese. A su bebé le gusta su voz, independientemente de si está afinada o no. Para establecer un vínculo a través del sonido de su voz, trate de hablarle directamente a su bebé. Dígale lo emocionada que está por conocerle o cuáles fueron las mejores partes de su día.

3. Responder a las patadas

Este método de unión puede ser muy divertido. La próxima vez que su bebé patee, frote o masajee el lugar donde usted sintió la patada. Algunas madres incluso descubren que el bebé volverá a patear. Puede producirse un vaivén, ¡casi como una conversación!

4. Cuidados personales

Cuidar tu mente y tu cuerpo solía significar simplemente cuidarte a *ti*. Sin embargo, con un bebé a bordo está cuidando a dos personas. Durante los actos de autocuidado, usted se sentirá instantáneamente más calmada y en paz, esto significa que su bebé también recibirá el mensaje. La próxima vez que tome un baño caliente o reciba un masaje, tanto usted como su bebé podrán establecer un vínculo a través de las sensaciones tranquilizantes y relajantes.

5. Yoga prenatal

El yoga prenatal no solo le permitirá hacer buen ejercicio, sino que también es una gran oportunidad para sentirse cerca de su bebé. A medida que preste atención a su respiración y mantenga una conciencia abierta del ser que hay dentro de usted, su bebé se sentirá en paz instantáneamente. En general, el yoga prenatal tiene algunos efectos muy positivos en el bienestar de la futura madre.

Preste atención a estos signos de preeclampsia

Durante el primer embarazo de una mujer, su riesgo de desarrollar preeclampsia es mayor. Este riesgo aumenta aún más si es obesa, muy joven o mayor de 40 años, lleva más de un bebé concebido por fertilización in vitro o si tiene antecedentes familiares de preeclampsia.

El mayor riesgo de preeclampsia es que eventualmente lleva a una complicación que pone en peligro la vida, como daño a los órganos, desprendimiento de placenta o eclampsia, una afección muy grave en la que tanto la madre como el bebé están en riesgo de muerte. Desafortunadamente, la única manera de curar la preeclampsia es dando a luz al bebé y, a menudo, la preeclampsia aparece cuando el bebé es demasiado pequeño para nacer. En este punto, la nueva madre debe tomar una difícil decisión: arriesgar dos vidas y llevar al bebé al término del embarazo o abortar. Debido a que la preeclampsia puede comenzar tan pronto (20 semanas de embarazo), es importante que preste atención a los cambios de su cuerpo en el segundo trimestre.

Los síntomas de la preeclampsia son:

- Presión arterial alta en mujeres embarazadas que nunca antes han tenido presión arterial alta.
- Hinchazón repentina en la cara, los ojos o las manos. Sin embargo, tenga en cuenta que la hinchazón de tobillos y pies es completamente normal durante el embarazo.
- Aumento rápido de peso, especialmente en unos pocos días.
- Dolores de cabeza severos.
- Cambios en la visión, tales como visión borrosa, pérdida temporal de la visión o sensibilidad a la luz.
- Micción reducida o no orinar en absoluto.
- Náuseas y vómitos excesivos.
- Dolor abdominal, especialmente si ocurre en el lado superior derecho.
- Falta de aliento severa.

Sus visitas a los controles prenatales mantendrán un registro de los posibles signos de preeclampsia. Pero como muchos de estos síntomas pueden aparecer repentinamente, es esencial que busque ayuda tan pronto como aparezcan. No se arriesgue con los síntomas de la preeclampsia.

Las mejores maneras de ejercitarse en el segundo trimestre

Usted está comenzando a expandirse y probablemente se esté preguntando cómo puede ejercitarse de manera segura. La buena noticia es que todavía puede hacer la mayoría de las actividades que estaba haciendo en el primer trimestre. Siempre y cuando el ejercicio no sea agotador y no conlleve un riesgo de caída, probablemente sea seguro hacerlo. Estos son algunos de los métodos de ejercicio más populares entre las mujeres embarazadas en el segundo trimestre:

1. Natación

No importa el trimestre, ya sea al principio o al final del tercer trimestre, la natación es una de las mejores maneras de ejercitarse para una mujer embarazada. No solo es increíblemente seguro (con un riesgo de caída absolutamente nulo) y de bajo impacto, sino que muchas mujeres lo encuentran calmante para sus dolores y molestias. Si desea incorporar la natación en su rutina de ejercicios, solo asegúrese de evitar esfuerzos que requieran que usted tuerza la sección media y el abdomen. . Haga sesiones de 15 a 30 minutos (dependiendo de cuánto haya nadado antes de quedar embarazada) al menos tres veces por semana. Si usted es una nadadora más experimentada, es seguro hacerlo diariamente.

2. Yoga

¿Recuerdan cuando se mencionó que el yoga es una buena manera de establecer vínculos con su bebé? También es una gran forma de ejercicio para todas las madres embarazadas. El yoga permite que la mamá respire y estire sus músculos doloridos, reduciendo los dolores y molestias del embarazo. También puede enseñarle técnicas de respiración que pueden ser beneficiosas más adelante durante el trabajo de parto. Para mantenerse 100% segura, los médicos aconsejan mantener posiciones suaves y evitar posturas como el Árbol o el Guerrero que hacen posible que la mamá se caiga. Asimismo, manténgase alejada de las posturas que requieren que usted se acueste boca arriba o se tuerza en la cintura. El yoga caliente también es fuertemente desaconsejado durante el embarazo.

3. Caminar

Caminar siempre es seguro durante el embarazo, así que tenga la certeza de que si todos los demás ejercicios fallan, una buena tranquila caminata le servirá. Los expertos incluso recomiendan tratar de comprometer los brazos mientras camina; esto puede aumentar la fuerza y la flexibilidad en la parte superior de su cuerpo. Para obtener el mejor ejercicio, camine a un ritmo más rápido para aumentar un poco su frecuencia cardíaca. Siempre y cuando esté libre del riesgo de caídas (¡no es una excursión difícil!), esto es completamente seguro para la madre y el bebé. Esto también es aplicable para las mujeres que se encuentran en sus últimos meses de embarazo.

4. Trote ligero

El trotar y correr ligero solo se recomienda si se hizo antes de quedar embarazada. Si usted solía correr antes, siéntase libre de probar una versión atenuada de su rutina anterior. Lo más importante es que preste atención a su cuerpo e inmediatamente deje de correr si siente algún dolor en la espalda o en las articulaciones. El riesgo de caídas también es una preocupación con este ejercicio, así que los expertos recomiendan correr solo en una caminadora con características de seguridad confiables o en una acera plana e ininterrumpida. A las mujeres que no están acostumbradas a trotar o correr no se les aconseja que comiencen a hacerlo ahora.

10 ideas divertidas para el segundo trimestre

Si tuviera que elegir el trimestre que más disfruto, es sin duda el segundo trimestre. Con tantos síntomas de embarazo difíciles fuera del camino, finalmente puedes abrazar y disfrutar de estar embarazada. No más náuseas, lo cual significa que la comida es maravillosa de nuevo. No más fatiga, lo cual significa que finalmente puedes hacer algunas cosas y sentirse bien al respecto. Está en el punto medio perfecto. Aquí están algunas de mis actividades favoritas del segundo trimestre.

1. Organice una fiesta de revelación de género

La mayoría de las mujeres descubren el sexo de su bebé en el segundo trimestre. ¿Sabe lo que significa esto? Es el momento perfecto para una ¡fiesta de revelación de género! Reúna a sus amigos y familiares para celebrar la revelación del sexo de su bebé. Muchas personas disfrutan filmando las reacciones de ambos padres al aprender este nuevo y emocionante detalle sobre su bebé. Si está interesada en organizar una fiesta de revelación de género, ¡hay un sin número de ideas divertidas para revelarlo! Considere la posibilidad de revelar el género de su bebé mediante un pastel, globos, confeti, o si es un poco más atrevida, ¡fuegos artificiales!

2. Anuncie públicamente su embarazo

Anunciar un embarazo en el primer trimestre siempre es arriesgado ya que la probabilidad de que ocurra un aborto espontáneo es mayor en ese momento. Sin embargo, una vez que esté en el segundo trimestre, ¡por fin podrá hacer el anuncio con seguridad! Ya sea que estés organizando una fiesta de revelación de género o no, puede divertirte con tu anuncio a tu grupo más amplio de amigos en la familia. Un adorable mensaje en las redes sociales o una hermosa tarjeta son algunas de las ideas que puede usar. ¡Qué momento tan emocionante!

3. Tenga un Babymoon

Si alguna vez has querido una segunda luna de miel, ¡ahora es tu oportunidad! El segundo trimestre es un buen momento para disfrutar de sus últimas vacaciones antes de tener un hijo. Para cuando llegue el tercer trimestre, verá que la mayoría de las aerolíneas no lo dejarán volar internacionalmente, así que ahora es el momento de obtener su versión de viaje internacional. Si usted no tiene el tiempo o el dinero para unas vacaciones grandes, entonces ¿por qué no conoce una parte diferente del país o se queda en casa relajándose? Cualquiera que sea la forma que adopte, usted y su pareja deben disfrutar absolutamente de sus últimos meses como pareja sin hijos.

4. Compre ropa para maternidad

Usted va a ver un aumento de peso significativo en el segundo trimestre y eso significa que es hora de comprar ropa nueva. Vaya de compras para conseguir su ropa de maternidad por usted misma o con otras amigas embarazadas. Y para una mejor selección, busque en línea. Regálese ropa nueva que le haga sentir fantástica con su nuevo cuerpo. Muchas mamás nuevas prefieren ropa más ajustada a ropa holgada; esto les permite abrazar sus nuevas curvas, haciéndolas sentir instantáneamente más sexy. ¡Merece sentirse bien mamá primeriza!

5. Compre lencería para reavivar el fuego en el dormitorio

Si se siente un poco más sensual de lo normal, puede agradecerle a sus ¡hormonas fluctuantes! Disfrute de estos sentimientos y lleve a su pareja consigo para que también los disfrute. Si sus ánimos son intensos, agregue un poco de lencería nueva la próxima vez que compre su ropa de maternidad. En el tercer trimestre usted se pondrá mucho más grande, así que ahora es el momento de comprar lencería que todavía pueda usar después de estar embarazada.

6. Haga una sesión de fotos de maternidad

Haga alarde de su nuevo cuerpo y ¡siéntase hermosa! Las sesiones de fotos de maternidad no se tratan de vanidad, se trata de conmemorar un momento hermoso en su vida. Como madre primeriza, ¿no sería maravilloso crear recuerdos de su experiencia y plasmarlas en hermosas fotografías? El segundo trimestre es perfecto, ya que se ve lo suficientemente embarazada para una sesión de maternidad, pero no es lo suficientemente grande para empezar a sentirse cohibida. Investigue en internet un buen fotógrafo de maternidad o pida referencias a sus amigos. Puede sonar como una idea descabellada, pero muchas madres aprecian profundamente estas fotos. Siéntase libre de involucrar a su pareja también.

7. Incorpore el ejercicio ligero en su rutina

Ahora que está en el segundo trimestre, es probable que haya recuperado su energía. Sin la fatiga reteniéndola, es un buen momento para empezar a hacer ejercicio ligero. Echa un vistazo a la sección anterior y ¡encuentra el método de ejercicio que más te guste! Si no estaba muy en forma antes de quedar embarazada, tómatelo con calma, ya que no está en mejor forma ahora que está embarazada. ¡Escuche siempre a su cuerpo!

8. Decore y amueble la habitación de su bebé

Cuando llegue su bebé, usted querrá tener la habitación de su bebé completamente lista. Si está planeando pintarlo, es especialmente importante que no haya ningún olor persistente de pintura. En el segundo trimestre saque lo esencial mientras tenga la energía para decorar y amueblar. Cuanto más grande sea, menos tiempo querrá pasar de pie. Si necesita manipular pintura y productos químicos, pídale a su pareja que se haga cargo de este trabajo y asegúrese de que no esté inhalando gases peligrosos.

9. Entreviste a más doulas

Si no se ha decidido por una doula o está tomando decisiones de último minuto sobre tener una, ahora es el momento de tomarse en serio la búsqueda. Las doulas pueden ser contratadas en cualquier momento, pero cuanto antes tenga una, más ayuda puede ofrecerle. Entreviste a más candidatas a doula y toma una decisión antes de que termine el segundo trimestre. ¡Es totalmente posible divertirse con esto! Muchas doulas terminan formando una amistad con la familia, así que puede tratar de ver esto como entrevistar a una posible nueva amiga de la familia. Conozca a estos candidatos y ríase con ellos. Si todavía está luchando para encontrar una doula para el parto, búsquela en internet o pregúntele a otras madres que conozca para que le recomienden una.

10. Tome una clase de preparación para el parto

No es demasiado tarde para tomar clases de parto. Si no asistió a una en su primer trimestre, considere hacerlo ahora. Las madres que se toman el tiempo para tomar estas clases siempre se alegran. Incluso algunos centros de parto requieren que usted las tome. La información que obtendrá es invaluable. ¿Otra ventaja? Conocerá a otras mamás primerizas, ¡las aliadas perfectas en este loco viaje! Conectarse con otras mamás primerizas es una de las mejores cosas que puede hacer por sí misma. Cuando ambos bebés nacen, pueden empoderarse el uno al otro y ayudarse el uno al otro a aprender. Cuando haya terminado con la clase de parto, considere la opción de amamantar a otros bebés o cuidar a un recién nacido.

Capítulo 4 - El tercer trimestre

Finalmente está en la recta final de su embarazo, el tercer y último trimestre. Este trimestre es fácilmente el más emocionante ya que termina con la recompensa final: traer a su bebé al mundo y llegar a sostenerlo en sus brazos. Tenga en cuenta que, aunque tenga fijada una fecha de parto, existe la posibilidad de que su bebé llegue antes de lo esperado. Es importante que usted reconozca las señales de que está entrando en trabajo de parto, tan pronto como se presenten. Pero antes de que abordemos ese tema, aquí tiene un breve resumen de cómo su bebé continúa desarrollándose en estos últimos meses:

- Las pestañas de su bebé se han formado y ahora es capaz de abrir los párpados.
- ¡Por fin está pasando! ¡Su bebé puede patear! Él o ella también puede estirar y sujetar suavemente.
- El cabello ha crecido, y si usted tiene genes de cabello grueso, es posible que su bebé esté comenzando a desarrollar una fantástica melena de cabello.
- Qué hermosa la piel de su bebé, ahora es suave y tiene una apariencia regordeta.

En resumen, su bebé finalmente está empezando a parecerse a un humano diminuto. Su cuerpo está dando los últimos retoques al niño que pronto tendrá en sus brazos. Sin embargo, hay mucho que hacer para prepararse para su llegada.

Lista de cosas que una madre primeriza debe hacer durante el tercer trimestre

1. Termine la habitación de su bebé

Tan pronto como su pequeño llegue a casa del hospital, usted querrá tener la habitación del bebé lista para acostarlo a dormir. Esto significa que necesitará una cuna. Si planea pintar la habitación del bebé , hágalo lo antes posible para que su bebé no tenga que estar expuesto al olor de la pintura, ya que puede ser perjudicial si la exposición dura más de un breve momento.

2. Prepare todo lo que su bebé necesitará

Cuando su bebé llegue, lo último que querrá hacer es ir corriendo a la tienda. Tanto usted como su pareja querrán disfrutar cada segundo de estar con su recién nacido. ¡Cualquier interrupción sería extremadamente molesto! El tercer trimestre es el momento perfecto para abastecerse de lo esencial de su bebé, de modo que no tenga que salir corriendo a buscarlo más tarde. Necesitará pañales, mantas, ropa para recién nacidos y mucho más. Obtenga la lista completa en el siguiente capítulo.

3. Lea todo lo que pueda

Este nuevo capítulo de su vida es como ningún otro capítulo que haya conocido antes. Por eso, se recomienda encarecidamente que todas las madres se informen plenamente sobre cómo cuidar adecuadamente a sus hijos. Afortunadamente, para todas las madres, hay mucha información disponible, fácilmente accesible para todas. De hecho, al leer este libro, ¡ya está progresando para ser una mamá completamente preparada! Sin embargo, no debería detenerse con un solo libro. Absorba tanta información como pueda, de tantas fuentes como sea posible.

4. Haga del autocuidado una prioridad

Está embarazada y su cuerpo se merece todo el amor que pueda recibir. Haga todo lo que pueda para evitar la tensión y el estrés innecesario. Practique activamente el autocuidado. Consiéntase con un masaje prenatal en un gran spa y cuando se sienta cansada, siéntese en la cama y disfrute de su programa de televisión favorito. Haga lo que le haga sentir bien. Y tenga en cuenta que el autocuidado a veces significa hacer algo que es bueno para usted, incluso si realmente no tiene ganas de hacerlo. Claro, puede darse el gusto de tomar un batido de chocolate si eso le trae alegría, pero la mayoría de las veces cuide de usted mismo buscando opciones más nutritivas. Para operar desde una mentalidad de autocuidado, considere lo que su cuerpo realmente necesita en ese momento para crear el mejor ambiente emocional para su bebé.

5. Haga un lista de regalos del bebé

No hay razón para que usted mismo compre todo lo que necesite. Las lista de regalos del bebé permiten a los futuros padres hacer una lista de todos los artículos que necesitan cuando llegue su bebé. Esto, entonces, permite a los amigos y familiares dar estos artículos como regalo. Considere hacer su propio lista de regalos para su bebé en Amazon, Bed Bath & Beyond o Target.

6. Abastezca su refrigerador

Con un nuevo bebé alrededor, los nuevos padres tienden a tener mucha menos energía para sus comidas regulares. Sin embargo, eso no es excusa para descuidar sus estómagos hambrientos y su ingesta de nutrientes. ¡Van a necesitar esas calorías! El tercer trimestre es el momento perfecto para llenar su congelador con comidas que se puedan preparar en el microondas o cualquier otra cosa que no requiera más de dos pasos. Empaque todo lo que pueda. Ni usted ni su pareja querrán ir al supermercado con un nuevo bebé. Si prefiere las comidas caseras, entonces una alternativa es cocinar sus propias comidas para congelarlas para más tarde.

7. Limpie la casa

Esto puede parecer una actividad extraña, pero créame, se alegrará de haberlo hecho cuando llegue su bebé. Un sorprendente número de madres desean haber limpiado su casa antes de la llegada de su bebé. Una vez que llega el pequeño, simplemente no hay tiempo o energía para lidiar con una casa desordenada. Ya sea que lo haga con un compañero o contrate a otra persona para que lo haga, trate de que su casa esté limpia y sin problemas antes de su gran día.

8. ¡Descanse!

Una vez que las madres entran en el tercer trimestre, se vuelve un poco más difícil dormir. No importa lo que haga, no puede estar tan cómoda como antes. Sin embargo, es importante que las madres descansen lo más que puedan. Con el parto en el horizonte y los días agotadores con un bebé recién nacido en ciernes, ahora es el momento de intentar descansar un poco. No serán solo usted y su pareja por mucho tiempo. Aproveche al máximo el tiempo que tiene para estar acostado todo el tiempo que quiera.

9. Decida si desea amamantarlo o alimentarlo con biberón

La cuestión es: ¿amamantar o alimentar con fórmula? O al menos, es *una de las* preguntas del tercer trimestre. Si aún no lo ha decidido, ya es hora de que lo haga. ¿Por qué? Porque muy pronto tendrá que empezar a prepararse para tu nuevo bebé. Y las madres que amamantan y alimentan con biberón necesitan un equipo ligeramente diferente. Si todavía se siente indecisa, examinemos las ventajas de ambas opciones.

Lactancia materna vs. alimentación con leche de fórmula

Pecho

- Cuando se trata del factor nutricional, el pecho es realmente lo mejor. Las madres pasan anticuerpos a través de la leche materna, lo que significa que su hijo es más resistente a ciertas enfermedades e infecciones, como la meningitis y las infecciones del oído.

- La leche materna es más fácil de digerir que otras opciones. Esto significa que hay una probabilidad mucho menor de que su bebé tenga gases o estreñimiento.

- La lactancia materna es la opción menos costosa. Necesitará comprar leche de fórmula, pero la leche materna es, como sabe, completamente gratuita. El dinero que usted gasta en leche de fórmula se acumulará rápidamente, pero los bebés amamantados no son usted, así que debe usar un extractor de leche materna, biberones y muy pocos otros suministros.

- Los estudios han demostrado que existe cierta relación entre la lactancia materna y los bebés con altos niveles de inteligencia, es decir, la función cognitiva.

- La lactancia materna también es excelente para las madres. Hay pruebas de que las madres lactantes tienen un menor riesgo de contraer cáncer de mama, diabetes, cáncer de ovario y más.

- Los expertos no están tan seguros del por qué, pero parece haber una conexión entre los bebés amamantados y un menor riesgo de Síndrome de muerte súbita del lactante (SMSL). Los bebés que son amamantados durante al menos seis meses tienen muchas menos probabilidades de morir mientras duermen.

- Cuando la lactancia materna es regular, puede quemar hasta 500 calorías por día. Si está interesada en perder peso rápidamente después del embarazo, la lactancia materna puede ser de gran ayuda.

Fórmula

- La alimentación con fórmula es mucho más conveniente para las madres. Usted puede alimentar a su bebé con fórmula en cualquier momento y no hay necesidad de tomar tiempo de su horario para bombear leche. Esto significa que su pareja puede alimentar al bebé en cualquier momento, sin necesidad de que lo ayude primero.
- Los bebés no digieren la leche de fórmula tan rápido como lo hacen con la leche materna, por lo que habrá mucho más tiempo entre las alimentaciones con leche de fórmula que entre las alimentaciones con leche materna. En otras palabras, su bebé no necesitará ser alimentado con tanta frecuencia.
- No hay necesidad de restringir su dieta de ninguna manera. Los bebés que consumen leche materna se ven muy afectados por lo que su madre come y bebe, pero con un bebé alimentado con fórmula, la madre puede consumir lo que quiera. Los alimentos y bebidas que las madres deben evitar mientras amamantan incluyen especias calientes, frutas cítricas, alcohol y cualquier alimento con una alta cantidad de cafeína. Para obtener la lista completa, consulte el Capítulo 8.

¿Cómo lidiar con el insomnio del tercer trimestre?

Como se mencionó anteriormente, el insomnio en el tercer trimestre no es poco común, especialmente para las madres primerizas. Una serie de factores que contribuyen a esta incapacidad para dormir empieza desde la micción frecuente y los dolores corporales, hasta simplemente sentirse enorme y no poder estar cómoda. Todas las nuevas mamás necesitan su precioso sueño; aquí se les presenta algunos consejos útiles para combatir el insomnio durante el embarazo.

1. **Invierta en una almohada de alta calidad para el embarazo.** Usted puede encontrar éstos en la mayoría de las tiendas de maternidad y podrás trabajar maravillosas rutinas para mejorar su sueño. Las almohadas de embarazo proporcionan la cantidad perfecta de apoyo para que la madre pueda finalmente ponerse en una posición cómoda. Los médicos recomiendan que las mujeres embarazadas duerman sobre su lado izquierdo después de la semana 20, ya que esto permite que más flujo de sangre llegue a su bebé. Una almohada de embarazo está diseñada para hacer que esta posición sea más cómoda.

2. **Haga que el ejercicio ligero sea parte de su rutina.** Por mucho que las mamás odien oírlo en este momento de su embarazo, un poco de ejercicio diario puede ser de gran ayuda. Puede ser difícil, pero trate de ejercitarse por lo menos una vez al día, esto le dará más sueño por la noche. Solo trate de no hacerlo demasiado cerca de su hora de acostarse o estará llena de energía.

3. **Use ropa suelta y cómoda para dormir.** Manténgase alejada de la ropa ajustada y péguese a materiales ligeros como el algodón que permiten que su

cuerpo respire. Y si dormir desnuda es lo más cómodo para usted, ¿por qué no? Haga lo que necesite para dormir mamá primeriza.

4. **Use tantas almohadas como necesite.** Esto es especialmente importante si usted no puede pagar una almohada para el embarazo. Junte todos los cojines y almohadas de su casa (aunque probablemente debería dejar al menos uno para su pareja) y experimente con todas las opciones como pueda. Recuerde que dormir de lado izquierdo es lo mejor para su bebé en este momento. Para imitar el soporte de una almohada de embarazo, trate de poner un cojín debajo de su vientre y entre sus rodillas.

5. **Duerma donde se sienta cómoda.** Si está en el sofá de la sala de estar o en un sillón, adelante. No tiene que estar en tu cama. Dondequiera que se encuentre a la deriva, permítase quedarse dormida. El sueño es difícil de conseguir, así que tómeselo cuando quiera.

6. **Hidrátese completamente al atardecer.** De esta manera, reducirá el número de veces que necesita ir al baño en medio de la noche y aun así obtendrá toda el agua que necesita. Comience a hidratarse tan pronto como se levante y deje de beber agua cuando llegue la noche.

7. **Obtenga ayuda de su médico.** Algunos medicamentos para el sueño y ayudas para relajarse funcionan perfectamente bien si las toma durante el embarazo, sin embargo, nunca debe tomarlos sin consultar primero a su médico. Si no funciona ningún otro método, no dude en pedirle a su médico un alivio más serio. Él o ella podrá recetarle un auxiliar para dormir que sea seguro para su bebé y exactamente lo que usted necesita.

Señales de iniciación de trabajo y lo que significan

Ya sea en el nacimiento natural o la cesárea, es vital que cada futura madre reconozca cuándo comienza el trabajo de parto. Incluso si su fecha de parto no es hasta dentro de unas semanas, siempre es posible tener un bebé prematuro. Cada madre va a tener una experiencia ligeramente diferente durante las semanas o días previos al parto, pero aquí están algunas de las muchas señales que usted probablemente experimentará y lo que significan.

- **Su bebé ha "bajado".**

Cuando el bebé comienza a bajar hacia la pelvis, esto es una señal clave de que el cuerpo se está preparando para el trabajo de parto. Pero espere, esto no significa que necesariamente esté a punto de hacerlo. El bebé puede bajar hasta un mes antes del parto.

- **Aumento de dolor en la espalda y calambres**

A medida que su cuerpo se prepara para el parto, sus articulaciones y músculos se mueven y se estiran. Desafortunadamente, esto significa más dolor de espalda y calambres para mamá. Aunque esto es ciertamente una señal de que el trabajo de parto está por llegar, no hay necesidad de apresurarse a ir al hospital. Esta señal significa que el trabajo de parto está tan lejos como a un mes y tan pronto como a unos pocos días.

- **Espectáculo sangriento**

Al final del embarazo, el flujo vaginal espeso mezclado con moco y sangre es liberado por la vagina. Esta secreción de color rosado se llama el "espectáculo sangriento" y es una señal de que el cuello uterino se está preparando para el trabajo de parto. El espectáculo sangriento puede indicar que el trabajo de parto está en cualquier lugar, desde unas pocas semanas hasta unas pocas horas de distancia. Si está acompañado de otras señales en este último, entonces el trabajo de parto puede estar cerca.

- **La rotura de fuente**

La rotura de fuente es uno de los últimos signos de trabajo de parto que una mujer experimentará. En otras palabras, si esto le sucede, seguramente está en trabajo de parto y su bebé está en camino pronto. Las películas han engañado a la gente para que piense que una ruptura de fuente pública es común, pero en realidad, una ruptura prematura rara vez ocurre. Para la mayoría de las mujeres, la ruptura de agua ocurre bien en el trabajo de parto o a veces incluso momentos antes de que el bebé emerja.

- **Contracciones**

Durante el trabajo de parto, se sabe que las contracciones intensas preceden al momento del parto, pero existen contracciones de falsa alarma. Y esto puede confundir a muchas mujeres. Las contracciones de Braxton Hicks no son contracciones de parto. En cambio, indican que el cuerpo se está preparando o calentando. Hay muchas maneras de diferenciar las contracciones de Braxton Hicks de las contracciones del trabajo de parto, la diferencia más notable es que las contracciones reales se vuelven más intensas y son más seguidas. Cuando esto se siente, ¡definitivamente está en trabajo de parto!

Contracciones de Braxton Hicks vs. Contracciones de trabajo de parto

Aunque se ha descubierto una manera de distinguir entre una falsa alarma y una contracción de trabajo de parto real, también existen otras señales. Nadie quiere arrastrarse hasta el hospital solo para que le digan que se vaya a casa de nuevo, ¡así que vamos a asegurarnos de que entienda estas diferencias clave! He aquí cómo saber si realmente está en trabajo de parto o no:

Intensidad

Braxton Hicks - Estas contracciones suelen ser leves en intensidad, sin mucha variación en la fuerza. Muchas mujeres también las han experimentado como fuertes al principio, pero más ligeras con el tiempo.

Trabajo de parto - *Las* contracciones que indican el trabajo de parto real no tienen adónde ir sino que aumentan en intensidad. Solo se hacen más y más fuertes con el tiempo.

Dolor

Braxton Hicks - El dolor se localiza en la parte delantera del cuerpo, en la parte inferior del abdomen.

Trabajo de parto - El dolor existe tanto en el abdomen como en la espalda. Algunas mujeres incluso informan que el dolor es *más* extremo en la parte posterior del cuerpo. Esto se debe a que todo el cuerpo se prepara para el trabajo de parto real, no solo un lado.

Tiempo

Braxton Hicks – No hay un patrón discernible entre las contracciones. Aparecen aparentemente al azar y sin regularidad específica. No se vuelven más frecuentes.

Trabajo de parto - Las contracciones vienen regularmente y se acercan.

Ajustes

Braxton Hicks - Las contracciones se detienen o debilitan con un cambio de posición como sentarse, acostarse o caminar.

Trabajo de parto - No importa lo que usted haga, las contracciones del trabajo de parto todavía continúan.

¿Cómo se induce el trabajo de parto de manera segura y natural?

Para que el trabajo de parto suceda, se necesitan dos hormonas: las prostaglandinas y la oxitocina. Estas dos hormonas desencadenan contracciones y ayudan a expandir el cuello uterino para que el bebé pueda emerger. La clave para inducir el trabajo de parto gira principalmente en torno a tratar de estimular estas hormonas y, por lo tanto, el trabajo de parto. Aunque existen muchos "cuentos de viejas" sobre el uso de ciertas hierbas, aún no se han realizado estudios para probar su eficiencia o seguridad. Además, muchas personas sugieren el aceite de ricino como una forma de inducir el trabajo de parto. Puedo confirmar que este método *funciona*, pero recomiendo encarecidamente no utilizarlo ya que también es un laxante. Las madres que usan aceite de ricino terminan teniendo un parto deshidratado y con diarrea. ¡No haga más difícil el trabajo de parto!

También es extremadamente importante tener en cuenta que nadie debe tratar de inducir el trabajo de parto a menos que sea a tiempo o después de la fecha prevista de parto. No se debe inducir el trabajo de parto antes de su hora a menos que un médico le dé su consentimiento.

- **Estimulación del pezón**

Dejemos una cosa clara: ¡este tipo de estimulación del pezón no es sexual en absoluto! Para que este método tenga éxito, la estimulación necesita imitar la succión de un bebé. Hacer esto liberará oxitocina en el cerebro y puede resultar en que su útero se contraiga, por lo tanto comenzando el proceso de trabajo de parto.

- **Barrido o despegado de la membrana**

Si está desesperada, el barrido de membranas es siempre una opción, aunque debe ser realizado por su médico. Con el uso de un dedo enguantado, el médico introducirá la mano dentro de usted para separar el saco amniótico de un área justo dentro del cuello uterino. Esto libera prostaglandinas y estimula las contracciones para inducir el trabajo de parto. Espere alguna molestia durante este procedimiento.

- **Tener relaciones sexuales**

Es importante notar que el sexo no siempre funciona para inducir el trabajo de parto. Aun así, hay una posibilidad de que así sea. No solo el sexo libera prostaglandinas, sino que la eyaculación masculina también lo contiene. Si el hombre eyacula dentro de la vagina, es posible que el cuello uterino se despierte y comience a contraerse.

- **Coma dátiles**

Este método no inducirá el trabajo de parto instantáneamente, pero si usted comienza unas semanas antes del embarazo, es posible que nunca tenga que inducir el trabajo de parto. Los estudios han demostrado que comer de 60 a 80 gramos de dátiles por día al final del embarazo puede reducir la necesidad de inducción y mejorar el trabajo de parto en general. Las mujeres que comieron dátiles regularmente disminuyeron la duración de la primera etapa del trabajo de parto a casi la mitad del tiempo de las mujeres que no lo hicieron.

Capítulo 5 - Preparación para el gran día

Cuando llega el gran día, lo último que quiere es no estar preparado. No importa el tipo de parto que esté teniendo, hay una variedad de maneras en las que puede y debe sentirse más cómoda. Un poco de preparación puede servir de mucho. Las madres primerizas que no están preparadas se encuentran mucho más estresadas e incómodas cuando llega el gran momento, así que evite esto, ahora que tiene la opción. Siga estos sencillos pasos y tendrá todo lo que necesita para dedicar toda su atención a usted y a su bebé.

Empaque estos 13 elementos esenciales en su bolsa de hospital

Existe la posibilidad de que su pequeño venga antes de lo que usted piensa, ¡así que empiece a hacer las maletas del hospital por si acaso! Las madres que empacan en el último minuto (¡o permiten que alguien lo haga por ellas!) han admitido que terminan con muchas de cosas inútiles que realmente no necesitaban y sin las cosas que realmente necesitaban. El nacimiento de su primer hijo será un momento tan especial y lo último que usted desea es ser molestado por algo para lo que podría haberse preparado.

1. **Artículos de aseo diarios**

¿Qué artículos de aseo esenciales forman parte de su rutina matutina y nocturna? Empaque versiones de tamaño de viaje en su bolsa. Una estadía en el hospital no es razón para descuidar su autocuidado; de hecho, es una razón más grande para convertirlo en una prioridad. Traiga su cepillo de dientes, pasta de dientes, desodorante y cualquier otra cosa que la haga sentir cómodo y en casa. Para mayor eficiencia y facilidad, considere la posibilidad de usar toallitas de limpieza facial en lugar de las habituales para el lavado de la cara.

2. Ligas y clips para el cabello

Lo último que quiere es que su pelo se meta en su cara mientras das a luz. Empaque ligas y/o clips para mantener su cabello recogido, y así pueda concentrarse en la gran tarea sin molestias menores.

3. Refrigerios y bebidas

Este es fácil de pasar por alto. No es que la comida y la bebida no estén disponibles donde usted estará, se trata más sobre el hecho de que mamá y papá a menudo quieren estar juntos. Atrapado en el momento especial, no es raro que papá opte por quedarse con mamá en lugar de ir a buscar comida. Sin bocadillos fácilmente disponibles, muchos padres nuevos pueden olvidar que han pasado varias horas desde su última comida.

4. Bálsamo labial

Tenga algo que mantenga sus labios hidratados. Muchas madres encuentran que sus labios se agrietan al soportar el intenso trabajo de parto. ¡Mantenga esos labios hidratados!

5. Zapatos cómodos

Lo ideal es que sean fáciles de poner y quitar, ya que es posible que desee hacer algunas caminatas por el hospital. Evite todos los zapatos que requieran que usted se agache y/o se esfuerce de alguna manera para ponérselos.

6. Almohadas

Todos los hospitales le proporcionarán almohadas, pero no espere que sean tan cómodas como las que tiene en casa. Para asegurarse de que se sienta lo más cómodo posible durante este momento especial pero físicamente difícil, traiga su almohada favorita de su casa. Su pareja también puede traer una almohada.

7. Una bata de baño de color oscuro

Ya sea en el trabajo de parto temprano o en la sala postnatal, definitivamente usted estará en el hospital en algún momento. Asegúrese de estar abrigado y cómodo trayendo algo para usar sobre su ropa de hospital. Si le preocupan las manchas, empaque algo de color oscuro.

8. Entretenimiento

Ya que mamá estará preocupada la mayor parte del tiempo, esto es más bien una "necesidad" para papá. Empaque algo que pueda proporcionar entretenimiento durante muchas horas. Esto podría ser un libro, una revista, un reproductor de música u otra cosa. Sea lo que sea, ¡asegúrese de que no se estrese o abrume a mamá!

9. Ropa suelta

Lleve ropa cómoda, no solo para el hospital sino también para su primer viaje a casa con su bebé. Es importante que no lleves nada demasiado apretado ya que te sentirás sensible después del parto. Empaque ropa que se abra fácilmente en la parte delantera. De esta manera, usted podrá alimentar a su bebé sin dificultad tan pronto como sea necesario.

10. Ropa interior de posparto

Muchas mamás primerizas tienen la impresión equivocada de que el hospital les suministrará ropa interior adecuada. Aquellos que no tienen *esa* impresión equivocada asumen erróneamente que está bien traer la ropa interior que usan normalmente. Para empezar, *no* traiga ropa interior que pueda arruinarle la vida. Sangrarás mucho después de dar a luz y necesitarás algo que esté a la altura de la tarea. Obtenga ropa interior posparto de alta calidad que le brinde soporte, protección y comodidad.

11. Gafas

Esto solo se aplica si usted los necesita, por supuesto. Las nuevas madres tienden a no querer lidiar con sus lentes de contacto cuando dan a luz en un hospital. Debido a que el trabajo de parto puede tomar un tiempo y es posible que esté entrando y saliendo del sueño, los anteojos tienden a ser la opción más fácil. Esto puede deberse a preferencias personales. Pero si se va a realizar una cesárea, tenga en cuenta que se le pedirá que se quite los lentes de contacto de antemano.

12. Todo lo que necesite para estar lista para las fotos

Para algunas mamás, esto puede no significar nada en absoluto, pero a otras les gustaría traer máscara o polvo para lucir un poco menos desgastadas en las fotos. Esto depende completamente de mamá y de sus preferencias. Es probable que su pareja y los miembros de su familia estén emocionados de documentar el día especial, así que traiga la ropa o el maquillaje que necesite para sentirse de maravilla.

13. Aceite o loción para masajes

Durante las horas antes del parto o incluso después del nacimiento, muchas mamás encuentran el masaje increíblemente relajante. Dale un empujón a esto trayendo un aceite de masaje o loción con una fragancia que le parezca placentera.

22 necesidades de un nuevo bebé y de una madre primeriza

Por supuesto, la preparación no se limita a la visita al hospital y al parto. También se trata de ese otro día especial. El día en que usted puede traer a su pequeño a casa. Tan pronto como llegue a casa, necesitará tener todo listo. Además de una habitación completamente terminada con una cuna o moisés, también necesitará las necesidades más pequeñas de su hijo.

Tome nota de los siguientes puntos esenciales; si no los consigue a través de su lista de regalos del bebé, hágalo usted mismo tan pronto como pueda.

1. Pañales

Su recién nacido va a ser un gran aguafiestas, ¡no hay manera de evitarlo! No hace falta decir que vas a necesitar pañales y muchos de ellos. Cada mamá puede elegir entre pañales desechables o pañales de tela.

- Desechable

Pros: *La opción más conveniente, más absorbente, que consume menos tiempo.*

Los pañales desechables siguen siendo una opción muy popular y no es de extrañar por qué. El método de tirar cuando lo haya hecho es muy conveniente y no requiere limpieza extra por parte de mamá o papá. Pero esté preparado para gastar más dinero a largo plazo. En promedio, los padres que usan desechables gastan más de $2000 en dos años. No solo esto, sino que la cantidad total de pañales utilizados crearán una gran cantidad de residuos no biodegradables para el medio ambiente. Si prefiere la facilidad de los pañales desechables, considere la posibilidad de obtener productos ecológicos de compañías como *Honest*.

- Tela

Pros: *Mucho más barato a largo plazo, ajustable, piel sensible, menos irritable, reutilizable, ecológico.*

En los últimos años, los pañales de tela se han vuelto más utilizados. No solo es una opción que ahorra dinero, sino que los pañales de tela son hoy en día mucho más eficaces de lo que solían ser, gracias a la innovación en torno a los productos para bebés respetuosos con el medio ambiente. Para protegerse contra la posible irritación de la piel, los pañales de tela son el camino para seguir, ya que los productos químicos absorbentes en los desechables pueden causar malas reacciones cutáneas en algunos bebés. Sin embargo, todos los padres que eligen esta ruta deben tener en cuenta que los pañales de tela requieren mucho más esfuerzo y tiempo. Una vez que su lote de pañales ha sido ensuciado, tendrá que lavarlos a fondo.

2. Ropa de bebé de una pieza

Guarde las prendas bonitas dos piezas para cuando su bebé sea un poquito mayor. Para empezar, enfóquese en enterizos o ropa de una sola pieza que sea fácil de poner y quitar. Dado que los bebés son extremadamente desordenados, tendrá que cambiar la ropa de su bebé muchas veces al día. ¡Ten en cuenta esto cuando elijas la ropa! Lo ideal es que estas prendas se abran en la parte inferior para que puedas cambiar el pañal con la mínima molestia.

3. Manoplas

Si los guantes que usted ha comprado no cubren las manos de su recién nacido, entonces las manoplas le servirán a su recién nacido. Estos son para asegurarse de que no se rasquen con sus pequeñas uñas. Solo dos pares bastarán.

4. Toallitas para bebés

Trate de conseguir toallitas para bebés que sean adecuadas para pieles más sensibles. Aunque su bebé puede no necesitar una solución sensible, siempre es mejor estar seguro con un recién nacido. Estas toallitas se utilizarán para limpiar la parte inferior del bebé durante el cambio. En estas áreas sensibles, se necesita más cuidado.

5. Mantas para recibir al bebé

Estas mantas multiusos pueden ser usadas para una gran variedad de cosas y serán tus mejores amigas en los próximos meses. Las mantas para bebés son suaves, hechas de algodón fino, y generalmente vienen en un paquete de tres o cuatro. Estas mantas no solo le brindarán comodidad y calor a su bebé, sino que también son excelentes para ayudarlos a hacerlos eructar, se usan como tapete de juego y como manta para alimentar a los bebés, obteniendo más privacidad durante la lactancia materna en público.

6. Baberos

Como su nombre lo indica, los baberos son para cubrir la ropa y limpiar los derrames, en caso de que su bebé escupa. Y créame, pasará mucho. Llevar mantas puede ser un buen sustituto de los baberos, pero los baberos tradicionales son mucho más pequeños y fáciles de transportar. Aunque esa superficie adicional puede ser agradable, no siempre es totalmente necesaria.

7. Mantas envolventes

Para mantener a su bebé cómodo y totalmente apoyado, usted querrá arroparlo en una manta para envolverlo. Una vez más, una manta para recibir a su bebé puede ser utilizado como uno, pero las mantas envolventes reales son más grandes de tamaño, más elásticas, y a menudo, especialmente diseñadas para que la mamá y el papá puedan envolver a su bebé con un mínimo de molestias.

8. Una mochila porta bebé

Usted va a necesitar una manera fácil y cómoda de llevar a su bebé con usted. Aquí es donde entra en juego la mochila porta bebé. De esta manera, su pequeño puede acurrucarse cerca mientras usted se mueve para hacer lo que necesita hacer. Una buena mochila porta bebé le ofrece estabilidad, seguridad y comodidad. En los primeros días, una mochila porta bebé es la mejor manera de viajar con su bebé, ya que promueve la intimidad y el contacto piel a piel. Si tiene un bebé grande o sufre de problemas de espalda, es posible que encuentre incómoda esta opción, en cuyo caso es posible que tenga que pasar las tareas de la mochila porta bebé a su pareja.

9. Biberones con chupones

Necesitará biberones, ya sea que esté amamantando o alimentando con biberón. Si usted está alimentando a su bebé con leche materna, necesitará una manera de alimentarlo para cuando que usted no se encuentre cerca. Hoy en día, la mayoría de los padres prefieren usar botellas de vidrio para evitar que los productos químicos del plástico pasen a la leche.

10. Cambiador

La mayoría de los padres designan un área en la habitación para cambiar el pañal de su bebé. Este cambiador suele estar formada por un cambiador sobre una superficie sólida y resistente. Tenga en cuenta que usará este cambiador varias veces al día, por lo que es importante que no se tambalee, que esté en un área que reciba suficiente luz y que no requiera que mamá o papá se agachen en una posición incómoda. A algunos padres también les gusta tener un cambiador de respaldo en caso de que el principal se ensucie.

11. Un tacho de basura para pañales

Vas a necesitar un lugar apropiado para guardar los pañales sucios entre los tiraderos de basura. Los tachos de basura comunes no siempre hacen un gran trabajo para enmascarar los malos olores, y aquí es donde entra un tacho de basura específicamente para los pañales. Este es capaz de almacenar una gran carga de pañales sucios sin dejar que los malos olores entren en la habitación. Si usted tiene una casa grande, un tacho de basura para los pañales puede no ser absolutamente necesario, pero si su casa es más pequeña, usted va a querer mantener ese olor a pañal fuera de las otras habitaciones.

12. Asiento de seguridad para bebés

Usted va a necesitar un asiento de seguridad tan pronto como suba al auto con su bebé para salir del hospital y regresar a casa. Para un bebé recién nacido, se aconseja que compre un asiento de seguridad orientado hacia atrás. Hasta la edad de dos años, su bebé *no* debe usar un asiento de seguridad que mire hacia adelante.

13. Cochecito

Mientras que una mochila porta bebé siempre es suficiente para llevar a su bebé a cualquier lugar, eventualmente va a anhelar la libertad de un cochecito, especialmente para llevar a su bebé al exterior. Y una vez que su bebé empieza a ponerse incómodo, una silla de paseo se convierte en una necesidad absoluta. A diferencia de una mochila porta bebé, una silla de paseo permite que el bebé se acueste boca arriba y duerma cómodamente. Y una vez que su bebé este en su coche, puede interactuar fácilmente con el mundo mientras se mantiene cómodo. Una de las otras grandes cosas acerca de un cochecito es que también le da a la mamá un lugar para almacenar lo esencial del bebé mientras viaja.

14. Una bañera para bebés

Muchas madres sobreviven bien sin una bañera de bebé, pero hacen que las cosas sean mucho más convenientes cuando bañan a su bebé. Hoy en día, las bañeras de bebé vienen con todo tipo de características de alta tecnología, incluyendo indicadores de temperatura. Siéntase libre de comprar lo que mejor se adapte a su presupuesto. La característica más esencial es el espacio que proporciona para que su recién nacido se moje, pero no demasiado sumergido. Las mamás que optan por no ir a la bañera del bebé eligen meterse en la bañera grande con su recién nacido en la ducha o usando el fregadero. Si no tiene mucho espacio en su casa, estas dos alternativas pueden ser la mejor opción. Haga lo que haga, con o sin bañera de bebé, no coloque anillos de bañera, ya que estos representan más peligros de los que previenen.

15. Un sostén de lactancia

Cuando la leche empieza a brotar, los pechos se van a agrandar mucho. Esto significa que ninguno de sus sostenes actuales va a ser de mucha ayuda, incluyendo los de su embarazo. Para asegurar que usted obtenga la mayor comodidad y soporte para sus senos, póngase un sostén de lactancia. Lo ideal es que lo haga lo más cerca posible de la fecha prevista de parto y no antes de un mes. Es poco probable que usted esté de humor después de que nazca su bebé, por lo tanto, lo mejor es hacer esto de antemano.

Para amamantar

16. Un extractor de leche

Si usted planea amamantar, un extractor de leche es una necesidad fundamental. Esto le permite extraer y almacenar la leche por adelantado para que su bebé pueda ser alimentado incluso si usted está dormida o fuera de casa. Si se encuentra congestionada o con un exceso de leche, un extractor de leche materna será su mejor amigo.

17. Contenedores o bolsas para el almacenamiento de leche

Después de extraer la leche, va a necesitar un lugar para guardarla hasta que sea necesaria. Idealmente, debe estar en algo que está diseñado para almacenar la leche materna. Hay muchas opciones para esto y todo se reduce a las preferencias personales. Las madres pueden elegir entre recipientes de vidrio, bandejas de leche materna, bolsas de almacenamiento o botellas de plástico para la leche.

18. Crema para pezones o ungüento de lanolina

Créame, le van a doler los pezones. Si bien no hay una manera segura de prevenirlo por completo si está amamantando, puede tomar medidas para evitar los pezones agrietados y secos. Aplicar crema o ungüento en los pezones todos los días puede hacer maravillas.

19. Almohadillas para los senos

Cuando se amamanta a un bebé, no es raro que el otro pecho (el que no está amamantando a su bebé) también suelte leche. Como era de esperar, esto puede llevar a que se produzcan pequeñas y a veces grandes fugas. Algunas mamás, naturalmente, filtran más que otras y puede que tenga que ver con su suministro. Incluso cuando no esté amamantando, es probable que experimente pérdidas, especialmente cuando su bebé empiece a dormir más horas y su cuerpo no se haya adaptado al nuevo horario. Y aquí es donde las almohadillas de pecho o de lactancia entran para salvar el día. Evitan que la leche se filtre a través de la ropa. Las madres que no tienen la intención de amamantar también encuentran útiles a veces las almohadillas para los senos, ya que es posible que experimenten algunas pérdidas antes de que la producción de leche se seque.

Para la alimentación con fórmula:
20. Fórmula

¡Esto es un hecho! Si planea alimentar a su bebé con fórmula, asegúrese de tener un gran stock de toda la fórmula que necesite durante las próximas semanas. Es importante que la fórmula que usted compre sea adecuada para su recién nacido. Los tres tipos de fórmula son: líquidos listos para usar, en polvo o concentrados. Hable con su médico para determinar el tipo correcto de fórmula para su bebé.

Para la curación posparto
21. Toallas higiénicas

Si está planeando un parto vaginal, abastézcase de varias toallas higiénicas, ya que sangrará mucho después de dar a luz. Asegúrese de que su ropa interior y su ropa estén completamente protegidas con estos elementos esenciales de la nueva mamá. Los usarás durante varias semanas después de dar a luz y créame, los tampones no sirven. Si eres una persona consciente de los residuos y prefieres no utilizar productos desechables, debes saber que también hay muchas toallas higiénicas de tela reutilizables. Muchas mamás encuentran estos tipos de toallas aún más cómodas que las desechables.

22.   Una faja

Después del embarazo, muchas mujeres experimentan la separación abdominal. Es decir, cuando los músculos del estómago izquierdo y derecho se separan ligeramente, resultando en grasa abdominal que se ve desarticulada del resto del estómago. Esto no es solo una preocupación estética, también puede causar estreñimiento, dolor en la parte baja de la espalda y, en su punto más extremo, una hernia.

La separación abdominal es muy común y le sucede a aproximadamente dos tercios de las mujeres embarazadas. Desafortunadamente, hacer abdominales pueden empeorar el problema y aunque el tiempo puede curar la mayor parte de la separación abdominal, muchas mamás todavía se quedan usando una faja. La faja es la forma más fácil y segura de minimizar el problema después del nacimiento. Esta envoltura de compresión aplica una ligera presión para que el cuerpo de la madre tenga apoyo y la cantidad justa de "empuje" hacia adentro. Incluso si la separación abdominal no es una gran preocupación para usted, muchas mamás encuentran que una faja de compresión es muy reconfortante.

¿Cómo empezar a crear un plan de parto?

En el día del nacimiento de su hijo, es probable que no tenga ganas de tomar grandes decisiones. Aquí es donde entra en juego el plan de parto. Tener un plan de parto preparado significa que sus decisiones y deseos sobre el parto de su bebé están documentados con anticipación. Cuando su bebé llama a la puerta, esto significa que todas sus preferencias están claramente delineadas, así que usted puede concentrarse en dar a luz a su pequeño bebé.

Tenga en cuenta que a veces se presentan circunstancias impredecibles durante el parto, por lo que siempre existe la posibilidad de que los médicos insistan en una de decisión diferente. Y usted, usted misma, podría querer hacer estos cambios. En cualquier caso, siempre es útil crear un plan de parto. Este paso es completamente opcional, pero a muchas mamás les gusta tener la oportunidad de discutir y pensar en estas decisiones con anticipación. Esto es lo que debe incluir en su plan de parto:

- **Enumere los conceptos básicos**

Estos incluyen su nombre, información de contacto y el nombre de su médico. Si sabe en qué hospital dará a luz, incluya también el nombre de este hospital.

- **Nombre de todos los asistentes**

¿Quién de sus amigos y familiares le gustaría estar presente en la sala de partos? Tener esto en su plan de parto asegurará que todos puedan entrar durante su gran momento.

- **Preferencias del ambiente**

Piensa en el ambiente en el que más te gustaría dar a luz. ¿Qué encuentras calmante o tranquilizante? ¿Desea que se atenúen las luces o que se reproduzca cualquier tipo de música de fondo? ¿Hay algún artículo de la casa que necesite a su lado para darle fuerzas?

- **Sus preferencias en el trabajo de parto**

¿Quiere ser fotografiada o filmada? o ¿le gustaría caminar libremente? El equipo para el parto tiene que estar disponible, tanto como para tener un taburete o una silla para el parto. Si le gustaría algo como esto, inclúyalo. Si le gusta la idea de estar en una bañera durante el trabajo de parto y el parto, incluya esto en su plan también. Y si usted prefiere optar por no someterse a una episiotomía (cortar el perineo para facilitar el parto), dígalo y esté preparado para discutirlo con su médico.

- **Preferencias para el control del dolor**

Cuando se inicia la intensidad del trabajo de parto, ¿cuáles son sus preferencias en cuanto al uso de la epidural? ¿Y con respecto a otros medicamentos para el dolor? Si está de acuerdo con el uso de una epidural u otro tipo de alivio del dolor, ¿le gustaría hacerlo lo antes posible o le gustaría esperar y ver si puede prescindir de ello primero? Si usted no desea ninguno de los medicamentos para el dolor mencionados anteriormente, ¿hay alguna alternativa que prefiera?

- **Preferencias de parto**

¿Le gustaría tener la oportunidad de ver a su bebé emerger con un espejo? Muchas madres incluso quieren tocar la cabeza de su bebé mientras se corona. Si usted tiene preferencias sobre si someterse a una episiotomía cuando sea necesario o permitir el desgarro natural, mencione esto. Cuando su bebé salga, ¿quiere que el padre corte el cordón umbilical? Si le van a hacer una cesárea, ¿quiere que le quiten la cortina para que pueda ver cómo le sacan a su bebé? ¿Quiere que todos los demás en la habitación se callen para que su voz sea lo primero que su bebé oiga? Es posible que también le inserten una vía intravenosa o un catéter, así que si desea evitar esto, inclúyalo en su plan.

Para mayor claridad, siempre es mejor si el plan de parto tiene menos de una página y es fácil de leer. Una vez que haya terminado, comparta su plan de parto con su pareja y su médico. Su aporte puede ser útil antes de que se finalice el plan.

Capítulo 6 - Parto y trabajo de parto

¡Por fin ha llegado el momento! El gran día ha llegado y todo lo que ha preparado para su clase de parto está justo frente a ti. Con suerte, su bolsa del hospital ya está completamente empacada, y si no lo está, haga que su pareja o miembro de la familia aliste lo que más necesite (almohadas, ligas para el cabello y bocadillos) y acepte que puede que tengan que volver más tarde. Si es su primer parto, es probable que lo tenga en el hospital, ya sea por cesárea planificada o no planificada, o por parto natural. Si tiene una doula y aún no está contigo, es hora de hacerle saber que por fin ha llegado su hora.

A estas alturas, usted, su pareja, su médico y su doula (si la tiene) deben estar bien informados de las decisiones establecidas en su plan de parto. Todos harán todo lo posible para cumplir sus deseos, pero manténgase flexible. Pueden suceder cosas inesperadas que dificultan el cumplir sus preferencias muy específicas. Solo sepa que cualquiera que sea la decisión que se tome, será en el mejor interés de usted y de su bebé.

Cuando se trata de dar a luz, una buena regla empírica es esperar siempre lo inesperado. No hay dos nacimientos exactamente iguales, ni siquiera de la misma madre. Dicho esto, hay muchas cosas para tener en cuenta en este gran día. Es posible que no todo esto se aplique a usted, pero siempre es útil prepararse para lo inesperado lo mejor que pueda.

10 datos poco conocidos que debe saber sobre el parto vaginal y el trabajo de parto

Todo el mundo sabe que el parto vaginal es difícil y doloroso, pero ¿qué otro dato debemos saber? Pasan tantas cosas durante el parto, cosas que nunca sabría si no hubiera pasado por ello, por esta razón todas las mujeres embarazadas deben tener el panorama completo de esto.

1. **Es posible que su médico no esté con usted hasta el final y, en algunos casos, que ni siquiera esté presente en el parto.** A pesar de sus muchas visitas al médico, él o ella realmente no será necesario hasta que el parto tenga lugar. Dado que las parteras y otros profesionales están totalmente equipados y capacitados para manejar el trabajo, no hay necesidad de que el médico esté presente durante esta parte del proceso. El médico puede entrar y salir para ver cómo está usted, pero no espere más atención que eso. También es posible que su médico ni siquiera atienda el parto de su bebé, especialmente si él o ella tiene parejas en la institución.

2. **Es posible que la manden a casa, incluso si sus contracciones son contracciones de parto reales.** Aunque las contracciones definitivamente significan que usted está en trabajo de parto, la realidad es que el trabajo de parto puede durar días. A menos que sus contracciones sean muy frecuentes, viniendo cada cinco minutos o menos, entonces existe la posibilidad de que le den la espalda en el hospital y le digan que regrese más tarde.

3. **El dolor puede ser mucho más tolerable de lo que usted piensa, o mucho peor.** No hay forma de predecir lo doloroso que será su parto. Por supuesto,

todas las mujeres deben esperar algo de dolor, pero he conocido a muchas mujeres que fueron bendecidas con trabajos de parto relativamente fáciles y un bebé en menos de diez minutos. Por otro lado, también he conocido a mujeres que afirmaban que el parto era aún peor de lo que pensaban. No hay una forma segura de saberlo.

4. **Probablemente defecará a la mitad del parto.** Muchas mujeres se horrorizan al enterarse de este hecho, pero desafortunadamente no hay manera de asegurar que no ocurra. La razón detrás de esto es simple: cuando usted empuja a su bebé, usted contrae los mismos músculos que usa para defecar. Además de esto, su bebé crea mucha presión sobre el recto y el colon a medida que se desliza a través del canal de parto. Es absolutamente esencial que las mujeres no sean consumidas por la autoconciencia cuando esto sucede. Los médicos están completamente acostumbrados a que esto suceda en la sala de partos, como les sucede a la mayoría de las mujeres. Lo que sí les importa a los médicos es que esta timidez a menudo puede impedir que las mujeres empujen correctamente, lo que hace que el trabajo de todos sea mucho más difícil. Solo concéntrese en dar a luz a su bebé y sepa que no hay razón para preocuparse por nada más.

5. **Hay una posibilidad de que vomites o tengas náuseas.** No todas las madres experimentan esto, pero muchas lo hacen y es completamente normal. Si usted está usando una epidural, la cual causa que la presión arterial baje, esto puede provocar náuseas o vómitos a medida que se instala. Y aunque no esté usando una epidural, estos efectos secundarios siguen siendo una posibilidad. Mientras está dando a luz, muchas de las funciones de su cuerpo disminuyen o se detienen,

incluyendo la digestión. Y si tiene mucha comida en el estómago, es posible que tenga que volver a subir. Si desea minimizar su riesgo de vomitar, deje de comer y manténgase en contacto con el agua una vez que esté en trabajo de parto activo. Y en el trabajo de parto temprano, trate de comer solo alimentos ligeros.

6. **Mucha gente estará allí durante el transcurso de su trabajo de parto y el parto.** Aunque esto depende en gran medida del tipo de centro en el que vaya a dar a luz, en la mayoría de los casos, se necesitan más de dos o tres personas para dar a luz a un bebé. Si va a tener a su bebé en un hospital grande, espere ver muchas caras diferentes en el transcurso del trabajo de parto y el parto. No solo necesitará una enfermera o dos, sino también una partera, el médico, varios asistentes y, si su hospital es un hospital universitario, posiblemente incluso residentes médicos. No se alarme cuando vea más que unas cuantas caras nuevas. Todo es completamente normal y todos están ahí para ayudar.

7. **Es posible que su médico necesite abrirla más.** Para ayudar a sacar a su bebé, su médico puede pensar que es necesario hacerle una episiotomía. Es decir, cuando se hace una incisión a lo largo del perineo (la piel entre la vagina y el ano) para que su bebé pueda nacer más fácilmente. Los médicos suelen hacer esto por una buena razón, pero en muchos casos, es posible optar por no hacerlo. Hable con su médico de antemano si desea evitar una episiotomía. Pero también sepa que usted puede querer uno. ¡Puede hacer que las cosas avancen cuando se está quedando sin fuerzas!

8. **Va a dar a luz a mucho más que un bebé.** No se preocupe, esto no es tan aterrador como parece. Después de dar a luz, la madre va a tener que expulsar algunas cosas que ya no necesita en su cuerpo, es decir,

la placenta junto a mucha sangre y tejido. Las nuevas mamás siempre están alarmadas por la cantidad de sangre que sale de su cuerpo después del nacimiento, espere y no se ponga nerviosa.

9. **La felicidad abrumadora puede no ser su primera emoción después de dar a luz.** Después de un parto física y emocionalmente agotador, y un parto que puede haber durado horas o días, es normal que la madre se cierre emocionalmente. Esta es una respuesta normal cuando se está extremadamente agotado y es importante que todos dejen descansar a la mamá. Y mamá tampoco debería avergonzarse de no estar saltando de alegría después de una experiencia tan agotadora físicamente. Solo dele a mamá algo de tiempo para recargarse y se despertará con la increíble alegría que todos los demás también sienten.

10. **El parto también es difícil para las parejas.** Por supuesto, no será tan difícil como lo es para la mamá, pero eso no significa que no sea un desafío para el papá u otras parejas de nacimiento. No es raro que las enfermeras saquen a alguien de la sala de partos porque es demasiado molesto ver a su ser querido con tanto dolor. Si esto sucede, no culpe a su pareja por tener esta reacción. Muchas parejas lo hacen.

4 cosas que debe hacer para una cesárea más segura

No hay necesidad de preocuparse por su cesárea. Es cierto que viene con más riesgos que un parto vaginal, pero esto es cierto para todas las cirugías. Las complicaciones de las cesáreas son raras y las mujeres generalmente tienen mucho control cuando se trata de evitar estas complicaciones. Muchas madres primerizas están interesadas en las precauciones que pueden tener antes y después de su cesárea. Esto es lo que puede hacer para asegurarse de evitar los riesgos de una cesárea.

1. **Lávese con jabón antibacteriano antes de la cirugía.** Hacer esto asegura que haya menos bacterias en el área donde se le cortará, reduciendo así su riesgo de infección (uno de los mayores riesgos asociados con las cesáreas).

2. **No se afeite usted mismo el vello púbico antes de la cirugía.** Si es necesario retirarlo, será recortado cuidadosamente por el personal quirúrgico. Afeitarse puede aumentar el riesgo de infección.

3. **Manténgase caliente lo más que pueda.** El resfriarse antes o durante una cesárea puede aumentar ligeramente su riesgo de infección. Asegúrese de estar cómodo y abrigado en todas las mantas que necesite.

4. **Camine tan pronto como pueda después de la cirugía.** Sí, usted estará adolorido, pero caminar poco después de la cirugía hace que su sangre se mueva de nuevo, y esto es esencial para reducir el riesgo de coágulos sanguíneos. Haga lo que haga, no abuse de la actividad física. Solo asegúrese de tener algo de tiempo de pie para comenzar el proceso de curación.

La verdad sobre la anestesia epidural

Cuando se trata de aliviar el dolor durante el parto, la anestesia epidural es la más utilizada. No solo se administra para cesáreas y partos vaginales, sino que también alivia el dolor de otras cirugías y el dolor corporal de un disco prolapsado.

¿Cómo se administra una epidural?

La epidural se inyecta con una aguja en la parte baja de la espalda, específicamente en el área alrededor de los nervios espinales. En esta misma área se aplica anestesia local antes de la epidural, para que las madres no sientan demasiado dolor a partir de la segunda ronda de anestesia. Las epidurales adormecen el cuerpo debajo del lugar de la inyección, por lo que los dolores de parto de la madre disminuyen significativamente y, sin embargo, puede permanecer despierta durante el parto o la cesárea. Toma aproximadamente 15-20 minutos para que el anestésico haga efecto. Debido a que la mitad inferior del cuerpo está adormecida, generalmente se inserta un catéter hasta que los efectos de la epidural desaparezcan.

¿Por qué debe hacerse una epidural?
Una epidural es completamente opcional para los partos vaginales. Muchas mujeres afirman que lo necesitan absolutamente y otras se las arreglan bien sin uno. La mayor y más obvia ventaja para la epidural es, por supuesto, tener un parto mucho más indoloro o, en algunos casos, *completamente* indoloro. Muchas mujeres encuentran el dolor del parto insoportable y si el trabajo de parto también fue difícil, algunas madres ya no pueden soportarlo. Sin dolor, muchas madres se dan cuenta de que son completamente lúcidas durante el trabajo de parto.

¿Por qué no debería hacerse una epidural?
Hay algunas razones por las que algunas mamás optan por no recibir la epidural. A algunas mujeres no les agrada los efectos secundarios, que pueden incluir dolores de cabeza, náuseas, micción durante el parto e incapacidad para controlarla por un corto tiempo después, daño nervioso temporal y dificultad para caminar. Debido a la falta de sensibilidad en la mitad inferior del cuerpo, las mujeres bajo anestesia epidural también tienden a tener dificultades para empujar eficazmente durante el parto. Así que aunque el nacimiento se vuelve indoloro, una epidural puede prolongar el

tiempo total de trabajo de parto. Después del nacimiento, el anestésico aún necesita tiempo para desaparecer, por lo que la madre no podrá sentir sus piernas por un corto tiempo después.

Como con la mayoría de las cosas, las epidurales vienen con sus propios riesgos. Siempre existe una pequeña posibilidad (aproximadamente 0.5%) de que las mamás desarrollen un dolor de cabeza posterior a la punción dural (un dolor de cabeza severo que aparece en cualquier momento), el cual puede durar desde un día hasta una semana después de la epidural. Este dolor de cabeza se intensificará cuando esté erguido, en posición sentada o de pie, pero disminuirá cuando esté acostado. Acompañando el dolor, también puede haber náuseas, vómitos, dolor de cuello y una sensibilidad extrema a la luz. A pesar de ser doloroso, es fácil de tratar por un médico.

¿Una epidural puede afectar al bebé?

Desafortunadamente, se necesitan muchos más estudios sobre este tema. Existe poco evidencia que demuestra que las epidurales tienen un efecto sutil en los recién nacidos, pero esto no ha sido explorado en detalle. Lo que sí sabemos es que las epidurales no dañan al bebé, por lo que sabemos, y si hay efectos secundarios, no son graves. Por ejemplo, algunos estudios han demostrado que las epidurales pueden causar problemas con la lactancia materna, es decir, que el bebé se "enganche" a la mama, pero esto no causa daño duradero al bebé.

7 trucos útiles para expulsar al bebé

1. **Puje como si fuera a ir al baño, es decir, como si fuera a defecar.** ¡Esto siempre despista a las madres primerizas! Naturalmente, piensan que si están tratando de empujar a un bebé y *no* de ir al baño, no deberían usar esos músculos. ¡Esto está mal! Y es por eso por lo

que es difícil evitar tener una evacuación intestinal durante el parto. Si se siente como si estuvieras defecando, ¡está en el camino correcto! No se avergüence y hágalo.

2. **Use pujadas grandes y enfocadas, en lugar de pujadas frenéticas más frecuentes.** Muchas personas que pujan por primera vez tratan de conservar su energía y optan por pujadas ligeros pero frecuentes. Éstos resultarán ser muy ineficaces y pueden prolongar el tiempo que se pasa en el trabajo de parto. ¡Concéntrese y ponga mucha energía en cada puje! Las pujadas frecuentes e intensos son mucho mejores que las pujadas prolongadas.

3. **No se esfuerce ni puje con la parte superior del cuerpo.** Esto no afectará el nacimiento de su bebé, pero puede dejar a la madre con moretones en la cara u ojos inyectados de sangre. Cuando las madres dejan salir un pujo intenso, instintivamente tiran de la parte superior de su cuerpo hacia él también. Para evitar los moretones en la parte superior del cuerpo, empuje solo con la parte inferior del cuerpo y no fuerce demasiado la cara.

4. **No tenga miedo de intentar una posición diferente.** La mayoría de las mujeres dan a luz tumbadas boca arriba, pero otras posiciones han demostrado ser mucho más útiles para sacar al bebé. Si acostarse boca arriba no está funcionando, trate de ponerse en cuclillas. De esta manera, la gravedad puede ayudar a dar a luz a su bebé.

5. **Siga respirando y no contenga la respiración durante más de unos segundos.** Cuando el dolor es intenso, muchas personas comienzan a contener la respiración de forma natural. Resiste hacer esto cuando esté dando a luz. Respire profundamente siempre que pueda y especialmente antes de cada gran pujada.

6. **No puje hasta que tenga ganas de pujar.** Estar en trabajo de parto no significa que esté lista para pujar. ¡Lo sabrá cuando lo esté! Y cuando llegue el momento adecuado.

7. **¡Puje cuando tenga ganas de pujar!** Su cuerpo sabe cuándo es el momento adecuado. De hecho, pujar es más como una respuesta y un reflejo involuntario. Tendrás que hacer un gran esfuerzo para no hacerlo. Si usted sabe que está completamente dilatado y le viene el impulso, vaya por ello.

Las mejores posiciones para pujar con una epidural

Las epidurales harán que el dolor del parto sea mucho más manejable. En algunos casos, puede eliminar el dolor por completo. Desafortunadamente, junto con la eliminación del dolor, la epidural también puede adormecer o disminuir las ganas de pujar. Estos impulsos son muy útiles cuando se trata de sacar a un bebé, ya que básicamente le dicen a la madre cuándo debe pujar. Cuando la madre no puede saber lo que está pasando con su cuerpo, empujar al bebé hacia afuera se vuelve mucho más complicado. Afortunadamente, hay muchas posiciones de parto que pueden facilitar las cosas para la madre y el bebé. Si piensa colocarse una epidural, tenga en cuenta estas posiciones:

- Echarse de costado.
- Arrodillarse al lado o al pie de la cama mientras se inclina.
- Acuclillarse con el apoyo de otros.
- Recostarse sobre la espalda con las piernas en estribos o soportes.
- Posición sentada erguida.
- Medio sentada con las rodillas estiradas hacia usted.

7 datos poco conocidas sobre las cesáreas

1. **Seguirá sintiendo que su bebé está saliendo.** No será doloroso de ninguna manera, pero podrá sentir un ligero tirón en el abdomen. Si usted ha tenido otros tipos de cirugía antes, no es muy diferente de eso.

2. **El equipo quirúrgico puede parecer inusualmente casual.** A pesar de que este es su primer parto, el personal quirúrgico que la atiende lo ha hecho muchas veces antes. Muchas mamás primerizas se sorprenden de la charla casual y relajada entre el personal. ¡Aprenda a ver esto como algo positivo! Significa que todo va exactamente como lo planeado para que pueda relajarse.

3. **Si quiere ver a su bebé salir, puede hacerlo.** Incluso si usted no ha incluido esta preferencia en su plan de parto, puede solicitar que se le haga este arreglo el mismo día. ¡Solo asegúrese de que está lista para ver mucha sangre!

4. **Es posible que su pareja no esté preparada para verla cortada.** Es costumbre que los médicos adviertan a las parejas sobre lo que pueden ver y la mayoría aconsejará que se concentren solo en su cara. Pero con o sin presión, las parejas a veces no pueden resistirse a la tentación de mirar. No es lo más fácil de ver, así que prepárese para ver a su pareja ponerse un poco pálida.

5. **Los médicos podrían atarla.** Esto no siempre sucede, pero no es raro. Muchas madres encuentran esto inusual, pero todo esto es para garantizar la máxima seguridad. Lo último que alguien quiere es un movimiento que dificulte la cirugía. La buena noticia es

que usted apenas sentirá sus brazos y es posible que incluso se desate una vez que su bebé haya salido.

6. **El parto será rápido, pero coserla llevará algún tiempo.** De hecho, su bebé saldrá dentro de los primeros diez minutos de la cirugía. Sin embargo, coserla puede tomar hasta 45 minutos. Dicho esto, muchas mamás apenas notan el tiempo que pasa cuando se les cose. ¿Por qué? ¡Porque están encantadas de que el bebé haya salido!

7. **Estarás entumecida durante bastante tiempo.** Gracias a la medicación para el dolor, no sentirá la primera vez que se toque la cicatriz de su cesárea. También es posible que no sienta nada la primera vez que su bebé amamanta. Esto molesta a algunas mamás pero no hay razón para estarlo, créame, sentirá que su bebé está amamantando *mucho* después de este punto. Lo más importante es que usted y su bebé estén sanos, y le espera un largo y hermoso viaje.

Capítulo 7 - Cuidados posparto

Madre primeriza, usted es un pilar de fuerza. Finalmente ha traído a su bebé al mundo y ahora, nadie subestima la fortaleza que claramente posee. El viaje solo continúa. Después de las dificultades del embarazo y el parto, es absolutamente crucial que adquiera el hábito de cuidarse a sí misma y a su bebé. Siendo la madre fuerte que es, le vendrá naturalmente a usted el poder, sin importar cómo te sientas. Aunque esta es una habilidad admirable, esta actitud no debería dictar su estilo de vida de ahora en adelante. No solo está en transición hacia un nuevo gran papel, sino que su cuerpo también está sanando.

Para asegurarse de que se cuida de la mejor manera posible, aquí están algunas de las muchas cosas que puede hacer para nutrir su bienestar interior y exterior. Acostúmbrese a escuchar a su cuerpo para que pueda identificar mejor lo que necesita en cualquier momento.

Lo que toda madre debe hacer después del parto

1. Descanse mucho

No hace falta decir que mamá va a necesitar descansar y recargarse. Esto puede ser difícil cuando usted tiene un recién nacido. Usted encontrará que su bebé se despierta cada pocas horas, necesitando ser alimentado, así que conseguir unas sólidas 7-8 horas será casi imposible. Una buena regla empírica es dormir siempre que su bebé duerme. Incluso si el sueño solo dura una o dos horas, estas horas se suman y realmente pueden ayudar.

2. Obtenga ayuda de sus seres queridos

Ya sea su pareja, familia, amigos o todo lo anterior, asegúrese de obtener toda la ayuda que necesite con las tareas domésticas y otras responsabilidades. Lo ideal es que se ocupe de todo lo que hay en la casa, dejando que usted se concentre en alimentar al bebé y cuidarse a sí misma, hasta que haya tenido más tiempo para recuperarse.

3. Obtenga una buena nutrición

De tanto amamantar algunas madres terminan descuidando su dieta y nutrición porque están muy cansadas. Aquí es donde entran sus seres queridos. Consiga que un miembro de su familia o su pareja le ayude a seguir una dieta saludable. Esto le ayudará mucho en el camino hacia la recuperación. Según los expertos en lactancia, es mejor que la madre coma siempre que tenga hambre, pero lo ideal es que coma una dieta equilibrada general con la cantidad adecuada de calorías y grasas. Estos incluyen:

- Granos integrales, como trigo integral o avena.
- Productos lácteos no pasteurizados, como la leche o el yogur. Si es posible, siga las opciones bajas en grasa o sin grasa.
- Frutas en cualquier forma, incluyendo jugo de fruta 100% natural. Las mamás cansadas pueden encontrar que el jugo o un batido es la mejor y más fácil manera de llenarse de fruta.
- Verduras, idealmente una variedad de ellas, incluyendo verduras de hojas verdes, legumbres, naranjas, rojas y verduras con almidón.
- Proteína con menos énfasis en las carnes, especialmente las rojas. Las mejores proteínas para la recuperación de las nuevas mamás son los frijoles, las semillas, las nueces y el pescado. Para otros tipos de carne, asegúrese de que solo consume carne magra.

9 efectos completamente normales a largo y corto plazo del embarazo y del parto

1. Pérdida de cabello

¿Recuerdas cuando las hormonas del embarazo te daban un cabello grueso y exuberante? Una disminución en el nivel esas hormonas significa que va a experimentar lo contrario. Después de dar a luz, muchas madres pasan por un período de pérdida de cabello. Pero no se preocupe, esto no es para siempre. Esto no debería durar más de cinco meses.

2. Hemorroides

Va a haber dolor general en sus regiones inferiores después del nacimiento, si nota que algo de este dolor viene de su ano, entonces hay una buena probabilidad de que tenga hemorroides. Esta inflamación puede hacer que las deposiciones sean aún más difíciles de lo que ya lo son con una herida o desgarro de episiotomía. Si su médico aún no le ha dado un ablandador de heces, es hora de pedirlo. Si desea otras formas de tratamiento, pruebe una crema para las hemorroides o use almohadillas que contengan una solución anestésica. Las hemorroides se tratan fácilmente, así que no hay necesidad de preocuparse por ésta.

3. Incontinencia

Le advertí sobre esto ¿no? El embarazo y el parto pueden hacer que los músculos del suelo pélvico se aflojen. Cuando los músculos que controlan la micción, las evacuaciones intestinales y el paso de gases se estiran o lesionan, pueden provocar algunos efectos secundarios frustrantes. La mayoría de las madres experimentan niveles de incontinencia por estrés, que es cuando se filtra un poco de orina mientras se ríen, tosen o estornudan. La incontinencia tiende a mejorar después de unas pocas semanas, pero no es raro que tenga algunos efectos duraderos. ¡Esperemos que haya estado practicando sus ejercicios del suelo pélvico! Si no lo ha hecho, intente hacerlo ahora.

4. Contracciones

Aunque las peores contracciones han quedado atrás, es normal que experimente algunos calambres después de dar a luz. Estos dolores se llaman dolores de posparto y serán más intensos a los pocos días, inmediatamente después del parto. Estas contracciones son el resultado natural de que el útero vuelva a su tamaño normal antes del embarazo. Después de unos días, puede esperar que los dolores después del parto desaparezcan gradualmente.

5. Estreñimiento

En los días siguientes al parto, es extremadamente común tener algo de estreñimiento. Esto tiende a ser causado por la anestesia y los medicamentos para aliviar el dolor que se le administran en el hospital. Estos pueden ralentizar el funcionamiento de sus intestinos por un corto período de tiempo. Algunas madres también se encuentran estreñidas por el miedo y la ansiedad de lastimar su periné. Manténgase completamente hidratada y coma alimentos ricos en fibra para aliviar el estreñimiento. Si cree que podría ser la ansiedad la causa de este problema, hable con su médico sobre el uso de un ablandador de heces. El estreñimiento generalmente no es un problema real a menos que haya pasado cuatro días después del nacimiento sin tener una sola evacuación intestinal. En ese momento, comuníquese con su médico de todos modos.

6. Caderas más anchas

Muchas mujeres descubren que la forma de su cuerpo ha cambiado después de dar a luz. Es decir, sus caderas parecen un poco más anchas. Aunque parte de esto se debe al aumento de peso del embarazo que disminuirá después de unos meses, no es raro que la forma de una mujer vea algunos cambios permanentes. Durante el embarazo, la estructura ósea de la pelvis de la mujer cambia para permitir que el bebé se mueva suavemente a través del canal de parto. No todas las mujeres encontrarán que este cambio persiste, pero un número significativo lo hace.

7. Cambios de humor

Diré esto ahora y se lo recordaré más tarde: ¡no se sienta culpable por sus cambios de humor! Muchas mamás tienen la impresión equivocada de que van a tener un bebé y que van a tener una alegría impermeable. Esto es un mito total y conduce a una vergüenza innecesaria para una madre que solo necesita un descanso. Sí, te sentirás feliz pero también pasarás por una montaña rusa de otras emociones. Es una combinación de hormonas y el hecho de que está agotada después de los últimos nueve meses. ¡No sea dura consigo misma! Hablaremos más a fondo de esto más adelante.

8. Deseo sexual inferior

Por la misma razón que los cambios de humor, un menor deseo sexual es muy común en el posparto. Esto es especialmente cierto para las mujeres que amamantan cuyos niveles de estrógeno se desploman aún más al alimentar a su bebé. La mayoría de las mujeres afirman que su deseo sexual tarda, en promedio, un año en volver a su estado normal. Pero algunos solo sienten estos efectos durante unos meses. Estos efectos variarán de una mujer a otra, como ocurre con la mayoría de los cambios.

9. Melasma

Si usted ha notado manchas oscuras en su piel, específicamente en sus mejillas, frente y/o labio superior, entonces tiene melasma, y no es la única. El melasma se desencadena por cualquier cambio en las hormonas. El 50-70% de las mujeres embarazadas se ven afectadas por ella y muchas encuentran que perdura mucho tiempo después de dar a luz. La mayoría de los signos de melasma desaparecen después de un año, pero es posible que algunas manchas oscuras necesiten tratamiento adicional. Antes de buscar el cuidado de la piel de alta resistencia que generalmente se receta para el melasma, espere hasta que ya no esté amamantando a su bebé.

10. Piel más oscura en las areolas y labios

Como mencioné en un capítulo anterior, las areolas de una mujer se oscurecen y a veces se agrandan durante el embarazo. Algunas mujeres descubren que sus pezones y areolas permanecen más oscuros incluso después de dar a luz. Sin embargo, esto no es lo único que cambia; los labios también pueden volverse más oscuros e incluso se puede ver este mismo oscurecimiento con lunares.

¿Cómo ayudar a sanar el cuerpo después del parto?

Todas las madres están adoloridas y con dolor después del parto. Dependiendo del tipo de parto que haya tenido, es probable que sienta dolor en más de un lugar. Cesárea o parto vaginal, los médicos recomiendan que se abstenga de tener relaciones sexuales durante unas pocas o varias semanas. Absolutamente no intente hacerlo de todos modos o su cuerpo pagará el precio.

Siga las instrucciones de su médico y no habrá nada de qué preocuparse. Definitivamente, ya está en el camino de la recuperación, pero aquí hay algunas otras cosas que puede hacer para acelerar el proceso de curación.

El cuidado de la cicatriz de la cesárea

Su médico o enfermera debería haberle dado algunas instrucciones útiles sobre cómo cuidar su cicatriz de la cesárea. Todo se reduce a dos cosas: limpio y seco. Lo ideal es que lo limpie suavemente todos los días con un poco de agua y jabón suave. Después del lavado, seque la cicatriz con una toalla limpia. La mayoría de los médicos le dirán que está completamente bien aplicar un poco de vaselina o un ungüento antibiótico en la cicatriz. Sin embargo, algunos médicos creen que es mejor dejarlo después de lavar y secar, sin aceite ni pomada. Ninguna de estas prácticas dañará su cicatriz, así que siéntase libre de elegir lo que considere adecuado para usted o pregúntele a su médico cuál es su método preferido.

Siempre que pueda, deje su cicatriz al aire. El aire puede ayudar a que las lesiones cutáneas se curen más rápido. Además de esto, trate de usar ropa suelta para evitar frotarse contra la cicatriz. Su médico también debería haber mencionado esto, pero evite todo ejercicio, especialmente durante las primeras semanas.

Si su cicatriz muestra signos de hinchazón o enrojecimiento en la piel que la rodea, o comienza a supurar cualquier líquido, asegúrese de contactar a su médico tan pronto como sea posible.

El cuidado de su perineo

El perineo tiende a ser una de las zonas más dolorosas después del parto. Ya sea que se lo hayan cortado durante el parto o que se haya desgarrado naturalmente, es probable que esté ansiosa por sentir alivio. Usar una bolsa de hielo en el área cada pocas horas puede hacer maravillas, especialmente el día después de dar a luz. Después de orinar, tenga especial cuidado para limpiar suavemente el área, ya que la orina puede irritar la cortada o la piel desgarrada. Rocíe o salpique ligeramente con agua tibia el perineo para prevenir la irritación. Haga esto antes y después de orinar.

¿Cómo mejorar la incontinencia urinaria o fecal?

Con suerte, ¡ha estado haciendo los ejercicios del suelo pélvico del capítulo tres! Esto le habrá dado algo de fuerza contra la incontinencia. Si no fue tan diligente al respecto, ¡está bien! Usted puede comenzar a hacerlos tan pronto como sienta que está lo suficientemente bien. Éstos tendrían efecto inmediatamente, pero si usted se atiene a ellos, verá mejoras muy pronto.

Alivio de los senos dolorosos o adoloridos

Además de usar ungüento de lanolina en los pezones, asegúrese de dejar que sus senos respiren después de cada sesión de alimentación. La exposición al aire fresco puede tener un efecto calmante en la piel. Algunas madres encuentran que usar una compresa tibia o una almohadilla térmica en los senos adoloridos puede ayudar mucho.

Alivio del malestar general "allá abajo"

Si el dolor es demasiado molesto, el uso de analgésicos es siempre una opción, especialmente el acetaminofén puede ayudar mucho con el dolor en el perineo. Otros métodos calmantes incluyen tomar un baño sentada y usar paños térmicos. Muchas madres también optan por las almohadillas de hamamelis, que se pueden usar junto con una compresa de hielo para aliviar el dolor en la vagina y/o las hemorroides posparto.

Todo lo que necesita saber sobre la depresión posparto

El nacimiento de un bebé trae una alegría increíble a la vida de dos padres afortunados. Sin embargo, es muy común sentir una variedad de otras emociones. Con alegría, también puede haber temor y ansiedad de ser un buen cuidador o padre. Y las madres pueden incluso pueden sentir la "melancolía posparto" a partir de un par de días después del parto. Estos sentimientos son muy normales y para muchas madres, la tristeza puede desaparecer en solo un par de semanas. Sin embargo, cuando la melancolía posparto dura un período de tiempo prolongado, esto se denomina depresión posparto. Los síntomas de la depresión postparto incluyen:

- Una sensación generalizada de que no puede establecer lazos afectivos con su bebé.
- Agotamiento total de la energía.

- Insomnio o dormir demasiado.
- Pérdida de apetito o comer en exceso.
- Aislamiento de amigos y familiares cercanos.
- Episodios de llanto excesivo.
- Sentimientos fuertes de ser una madre inadecuada o mala.
- Inquietud y ansiedad.
- Cambios de humor o depresión general.
- Culpa, vergüenza y sentimientos de inutilidad.

Si estos síntomas persisten durante más de dos semanas, es esencial que las nuevas madres busquen ayuda para la depresión posparto. Esto es especialmente importante si los síntomas cruzan la línea de la psicosis postparto, marcada notablemente por sentimientos de confusión, delirios o alucinaciones, pensamientos obsesivos que giran en torno al bebé, paranoia, y quizás incluso pensamientos o intentos de hacerse daño a ella misma o al bebé. Cuanto más tiempo se dejen sin tratar estas afecciones, más tiempo continuarán. La ayuda de un profesional médico puede permitir que las nuevas madres recuperen un estado de ánimo saludable para que puedan disfrutar de su nuevo rol, como se merecen.

9 ideas para el autocuidado del alma de una madre primeriza

1. Invite a un amigo a visitarlos

Si te sientes bien, ¿por qué no invitas a un amigo? Una vez que su recién nacido esté un poco más asentado y haya tenido tiempo de recargarse, pasar algún tiempo con un amigo cuya compañía usted ama puede ser increíblemente sanadora. Mientras su bebé duerme la siesta, pueden almorzar juntos en su casa y disfrutar de una película o un programa de televisión. Este también es un buen momento para hacer nuevas amistades con otras mamás primerizas. Si usted conoce a alguien más que acaba de tener un bebé, este puede ser el momento perfecto para formar un vínculo.

2. Disfrute de un baño tibio o caliente

Este método de autocuidado no solo calma el alma, sino que también calma el cuerpo, especialmente en las zonas sensibles que están adoloridas. Siéntase libre de apagar las luces, poner música de fondo o encender velas si lo encuentra más reconfortante. Puede hacerlo a cualquier hora del día, cuando más lo necesite. Hágalo entre las siestas de su bebé o simplemente pídale a su pareja que se haga cargo por un tiempo. Ya que probablemente esté cansada, ¡solo asegúrese de no quedarse dormida en la bañera!

3. Consiéntase con un masaje o manicura

¡Merece mimarse, nueva mamá! Muchas madres se sienten culpables cuando le quitan tiempo a su bebé para ser mimadas, pero esta culpa debe cesar. Mientras no esté haciendo esto en exceso, se está dando exactamente lo que necesita para ser la mejor mamá para su bebé. Su cuerpo ha pasado por *mucho*, debe permitirse sentarse para que la cuiden por un momento. Ya sea con un masaje, una manicura o una pedicura, haga algo que le permita estar quieta y calmada.

4. Escriba en un diario

A muchas madres les encanta escribir un diario después de haber tenido un bebé. Incluso aquellos que nunca han tenido un diario antes. Documentar estos primeros días puede ser muy especial y algunas mamás incluso lo hacen con la intención de compartir el diario con sus hijos una vez que tengan la edad suficiente. La escritura puede centrar el alma y permitirnos sentarnos, respirar y observar nuestra vida diaria. Si parece que todo está cambiando y no has tenido tiempo para ti mismo, el acto de escribir y grabar puede sentirse muy anclado. Decidir no compartir este diario con nadie también está bien. Permítase sentir lo que está sintiendo y dese un espacio seguro en un diario privado. Busque una hora cada día o cada dos días para escribir una anotación en su diario, tal vez durante una de las siestas matutinas de su recién nacido.

5. Vuelva a conectarse con su pareja

Con un nuevo bebé en el hogar, muchas parejas se sienten abrumadas y se olvidan de tomar tiempo para sí mismas. No me refiero solo a sentarse a ver la televisión en silencio, sino a hablar y discutir cómo les está yendo con los nuevos cambios en sus vidas. Recuerda lo que hacías antes de que apareciera el bebé. Hablen de lo que solían hablar, tomen a la ligera los escenarios divertidos y rían juntos. Fomenten y nutran su conexión, y ambos se encontrarán con el alma aliviada.

6. Sumérjase de nuevo en un viejo pasatiempo o interés, o ¡encuentre nuevos!

Ahora tiene un nuevo bebé, pero eso no significa que tenga que descartar sus pasatiempos e intereses. De hecho, puede ser emocional y mentalmente beneficioso para usted regresar a ellos. Los estudios han demostrado que cuando hacemos regularmente algo que nos aleja de nuestra línea de pensamiento habitual, esto desencadena un antioxidante en nuestro cuerpo que combate el estrés. Si le gusta tejer, vuelva a hacerlo en los momentos en los que esté sola. Si quiere empezar a dibujar o bloguear, no es demasiado tarde para empezar. Llévese su mente momentáneamente y deje que su cuerpo se desestrese.

7. Regálese un jabón divertido, loción y otros cuidados corporales

Ahora es el momento de disfrutar de la bondad del cuidado del cuerpo. Ya sea que se trate de LUSH, Bath & Body Works, o cualquier otra cosa, disfrute de productos que hacen que su cuerpo y su piel se sientan maravillosos. El tiempo que pases en la ducha cuenta como autocuidado. Consiga todos los olores divertidos que pueda encontrar y deja que la relajen. Si tiene una cicatriz de cesárea o cualquier tipo de puntada o desgarro en el perineo, asegúrese de no frotar ninguno de estos productos directamente sobre estas áreas.

8. Paseos frecuentes

Caminar es una buena manera para que una nueva madre haga algo de ejercicio. Es seguro para su cuerpo en recuperación, le permite tomar un poco de aire fresco, y también puede mejorar su estado de ánimo. Practique este hábito saludable de cualquier manera que funcione para usted. Podría sacar a su bebé en su cochecito, o podría pedirle a su pareja que cuide a su pequeño mientras usted se toma un tiempo a solas para desestresarse con un paseo agradable. Puede parecer un acto demasiado simple como para marcar la diferencia, pero le sorprenderá lo lúcida y relajada que puede estar al dar un paseo. La mejor parte es que no tiene que tomar mucho tiempo y se puede hacer casi en cualquier lugar. Lleve música y auriculares para un paseo aún más relajante.

9. Cuide lo básico

Algunas veces, el mejor cuidado personal solo requiere hacer lo básico y hacerlo bien. Muchas mamás abrumadas están tan exhaustas que se olvidan de hacer esto. Coma alimentos nutritivos que le gusten, beba mucha agua, use un jabón perfumado en la ducha y descanse un poco durante las siestas de su bebé. Si no está dispuesta a socializar, libérese de esas responsabilidades. Solo concéntrese en cuidarse de sí misma de las maneras más básicas pero esenciales.

Capítulo 8 - Su bebé recién nacido

Tener a su primer bebé en brazos es una experiencia sin igual. ¡Pensar que ha creado esta nueva vida con su propio cuerpo! Qué magia más absoluta. Vas a tener un tiempo maravilloso para conocer a este pequeño humano, pero como te darás cuenta rápidamente, no todo son cosquillas y abrazos. Los humanos pequeños necesitan mucho cuidado y comodidad. Como aún no tienen la fuerza de mamá, siguen siendo muy delicados y vulnerables. Este capítulo está lleno de información sobre cómo cuidar adecuadamente a un bebé recién nacido. A medida que su bebé crezca, sus técnicas y estrategias también evolucionarán, pero por ahora, vigile de cerca estos detalles cruciales.

11 datos que debe saber sobre los bebés recién nacidos

1. **Es normal que su piel esté seca.** Después de todo, fueron sumergidos en un útero húmedo antes de golpear el aire rápidamente. La sequedad a veces puede ser alarmante para las nuevas mamás y papás, pero en realidad es completamente inofensiva y no hay nada que tenga que hacer al respecto.
2. **Si su recién nacido es quisquilloso, trate de imitar las condiciones del útero.** Considere cómo se siente el bebé al estar cómodo dentro de su cuerpo y trate de recrear ese mismo ambiente. Trate de envolverse o columpiarse suavemente, y acompañe esto

con un ligero sonido de silbido o un silbido. Incluso es posible que descubra que un baño tibio tiene un efecto calmante en su recién nacido.

3. **Haga que los baños de esponja sean la norma durante las primeras dos semanas**, o específicamente, hasta que el cordón umbilical se caiga. Un baño de esponja facilita mantener el cordón umbilical seco, que es lo que necesita para que se caiga rápidamente.

4. **Espere algún sangrado cuando el cordón umbilical se caiga.** Piense en ello como si fuera una costra que se despegara. La sangre es normal y no es razón para alarmarse.

5. **Los recién nacidos son miopes.** Justo después del nacimiento, un bebé recién nacido solo puede ver de 8 a 12 pulgadas delante de sus caras. Todo lo demás es borroso y no se puede distinguir. A medida que pasan los meses, la vista de su bebé se fortalecerá gradualmente. A los tres meses de edad, las formas y los colores serán mucho más claros.

6. **No se preocupe si su bebé pierde un poco de peso.** A los pocos días de dar a luz, no es raro que los bebés pierdan entre el cinco y el diez por ciento de su peso corporal. Esto no es una señal de que su bebé esté desnutrido. De hecho, usted descubrirá que su bebé ha ganado más peso después de un par de semanas después del nacimiento.

7. **Los bebés amamantados tienen menos heces malolientes.** Un hecho extraño, pero es verdad. Justo después del nacimiento, todos los bebés tienen el mismo tipo de heces. Pero una vez que usted establezca una rutina de alimentación y decida cómo encontrar a su bebé, la naturaleza de sus heces cambiarán rápidamente. ¿De qué depende? Ya sea que estén

alimentados con fórmula o con leche materna. Sorprendentemente, las heces de los bebés amamantados no apesta en absoluto.

8. **Es normal que los recién nacidos tengan marcas de nacimiento.** Estos aparecerán de color rosado o durazno en su cara o cuello. Algunos padres incluso se sorprenden al ver que estas marcas se ponen más rojas cuando están en peligro. Aproximadamente un tercio de los bebés tendrán estas marcas, por lo que por lo general no es motivo de preocupación. Pero si nota una decoloración de la piel o protuberancias extrañas, siempre es mejor hablar con un médico. De lo contrario, estas inofensivas marcas rosadas tienden a desaparecer en seis meses.

9. **Los recién nacidos pueden derramar leche.** De hecho, usted puede incluso notar que algunos recién nacidos parecen tener pequeños senos levantados. Esto y cualquier escape de leche es completamente normal, y no durará más allá de unas pocas semanas. La razón detrás de esta ocurrencia es que los recién nacidos absorben algunas de las hormonas de estrógeno de la madre mientras están en el útero. En las hijas pequeñas, también puede llevar a que se presente secreción vaginal o mini períodos menstruales.

10. **A la mayoría de los recién nacidos les gusta mirar hacia el lado derecho cuando duermen.** Y muchos expertos piensan que esto puede estar relacionado con la razón por la que la mayoría de las personas son diestras. Solo un 15% de los bebés prefieren mirar hacia el lado izquierdo cuando duermen.

11. **Pueden recordar lo que comiste mientras estabas embarazada de ellos.** Y lo más fascinante de todo es que esto puede influir en sus propias preferencias de sabor. Todo lo que la madre come

después de cuatro meses de embarazo afecta el sabor de su líquido amniótico y sabrán instantáneamente cuándo este mismo sabor vuelve a aparecer en la leche materna. Si la mamá comió muchas comidas con sabor a ajo fuerte, puede apostar a que el bebé se sentirá atraído por el ajo más tarde.

6 reglas que debe saber sobre la alimentación con fórmula

1. **No vuelva a usar la fórmula que su bebé no termina, incluso si usted la refrigera primero.** Se convierte en un caldo de cultivo para las bacterias después de un cierto tiempo y esto no se ve favorecido por el almacenamiento. Sin embargo, si usted ha preparado una fórmula que su bebé ni siquiera toca el chupón, entonces es seguro guardarla durante 24 horas. No haga esto si su bebé ha tenido la boca en el chupón del biberón.

2. **No use fórmulas preparadas que hayan sido dejado fuera por más de una hora.** Las bacterias que crecen más allá de este tiempo pueden enfermar a su bebé.

3. **Guarde la fórmula en la parte trasera de su refrigerador, que es donde hace más frío**, pero *no* congele la fórmula. El congelar la fórmula afecta negativamente su textura y consistencia. Aunque esto no es peligroso, es mucho menos probable que su bebé lo beba de esta manera.

4. **Sirva la fórmula tan pronto como esté preparada y calentada.** Tan pronto como tenga tiempo de asentarse, las bacterias comienzan a acumularse. Déselo a su bebé antes de que se convierta en un caldo de cultivo.

5. **Sea una fanática de la limpieza cuando se trate de la fórmula de su bebé.** Esta es una de las pocas veces que es completamente apropiado volverse loco por cada detalle. Asegúrese de lavarse las manos antes de manipular la fórmula de su bebé y la base en la que la esté preparando. Además de esto, siempre limpie y luego seque adecuadamente la tapa de su fórmula. Como dije, ¡sea un monstruo de la limpieza!

6. **No caliente la fórmula en el microondas.** Hacer esto calentará la fórmula de manera desigual, haciendo que los puntos extremadamente calientes en la solución sean más propensos a quemar la boca del bebé. La mejor manera de calentar la fórmula es con un calentador de biberón. Si no tiene intención de comprar uno, deje la fórmula embotellada en un tazón con agua caliente durante unos minutos. ¡Esto debería funcionar!

Alimentos que se debe limitar o evitar mientras amamanta

Es posible que ya no esté embarazada, pero si está amamantando su bebé aún se verá afectado por lo que usted coma y beba. Por esta razón, usted necesitará observar lo que entra en su cuerpo. No todo lo que está en esta lista necesita ser eliminado completamente de su dieta, solo tendrá que moderar la cantidad que come o hacerlo con precaución. Los alimentos que usted necesita limitar no dañarán a su bebé de ninguna manera, pero pueden causar una reacción o comportamiento no deseado, haciendo más difícil para mamá y papá establecer una dinámica saludable. Es importante tener en cuenta que cada bebé es diferente y que algunos "alimentos que debe limitar" pueden ser más compatibles con su recién nacido.

Alimentos que debe limitar o moderar

- **Comida picante**

Las especias calientes pueden influir en el sabor de la leche y en su interacción con el organismo del bebé. La mayoría de los bebés pueden manejarlo, pero en grandes cantidades o con demasiada frecuencia, puede inducir cólicos, gases o incluso diarrea. Algunos bebés son menos tolerantes a las especias, así que siempre preste mucha atención a lo que su bebé puede manejar.

- **Ciertas hierbas**

Las hierbas como la menta, la salvia, el tomillo, el orégano y el perejil deben usarse con moderación. Aunque no son peligrosos para el bebé de ninguna manera, son conocidos por reducir el suministro de leche de la madre. Por otro lado, siéntase libre de disfrutarlas si está luchando con un exceso de leche o tratando de destetar a su bebé de la leche materna.

- **"Verduras gaseosas"**

Ninguna mamá debe evitar las verduras gaseosas, pero en los primeros días, es posible que tenga que vigilar a su bebé para ver cómo reacciona. Las verduras gaseosas incluyen cebollas, brócoli, repollo, coliflor, pimientos y ajo. Algunos bebés pueden manejarlas muy bien, pero otros pueden ser extremadamente incómodos y gaseosos.

- **Cafeína**

Las madres lactantes todavía tienen que evitar la cafeína, pero pueden consumir unos 100 g más de lo que solían consumir. Dicho esto, algunas mamás optan por no consumir cafeína, ya que puede causar problemas de sueño a sus bebés y hacerlos muy quisquillosos. Recuerde que la cafeína no solo está en el café, sino también en el chocolate, las bebidas energéticas y ciertos tés.

- **Alcohol**

Los médicos todavía dicen que la opción más segura es evitar el alcohol, pero las madres lactantes ya no *tienen que* hacerlo.

Hay maneras muy confiables de tomar una bebida sin que afecte al bebé. Las madres lactantes deben limitarse a una pequeña copa de vino o medio vaso de cerveza al día y absolutamente nada más. Como con todo en su dieta, el alcohol puede pasar a través de la leche materna a su bebé. No ha demostrado ser perjudicial en cantidades muy pequeñas, por lo que es esencial que las madres limiten la cantidad que atraviesa. Pueden hacerlo siempre y cuando:

I.   Espere por lo menos tres horas después de beber para amamantar al bebé.

II. Beba mientras se amamanta, ya que el alcohol tarda unos 25 minutos en entrar en la leche materna.

III. Alimente al bebé con leche materna almacenada cuando el alcohol aún está en el organismo de la madre.

También es importante que las madres se atengan a su límite de alcohol por día. Mientras más alcohol se consuma en una sola sesión, más tiempo permanecerá en su sistema.

Alimentos que se deben evitar

Este dato es simple: evite todos los demás alimentos que estaban en la "Lista de cosas que una mujer embarazada debe dejar de hacer" en el Capítulo 1. Esto significa que no debe incluir en su consumo pescado con alto contenido de mercurio ni productos lácteos no pasteurizados. Si usted es un amante de los mariscos, asegúrese de que el atún, el pez espada, la caballa y el tiburón no estén en su plato. Y si es un fanático del queso, siempre revise si es pasteurizado primero.

¿Cómo prevenir el Síndrome de muerte súbita infantil?

El síndrome de muerte súbita infantil, también conocido como SMSI o muerte en la cuna, es fácilmente la peor pesadilla de todos los padres. Es el nombre dado a la muerte espontánea de un bebé dormido menor de un año. Lo que hace que el SMSI sea aún más angustioso es el hecho de que los expertos todavía no están seguros de por qué sucede y no hay que estar atentos a las señales de advertencia. Desafortunadamente, no hay una manera segura de prevenir el SMSI, pero puede tomar medidas para reducir el riesgo en su bebé. La buena noticia es que estas medidas preventivas parecen funcionar. La tasa de SMSI se ha reducido en más de un 60% desde que se hicieron públicas. Aquí están los mejores consejos disponibles sobre cómo protegerse contra el SMSI:

1. **Acueste a su bebé en un colchón firme y descubierto.** Aunque parezca como si un adorable pequeño ser humano necesitara algo suave, los colchones firmes son en realidad la mejor opción para la prevención del SMSI. Los edredones acolchados, suaves y esponjosos en realidad aumentan la posibilidad de sofocación o asfixia. Todo lo que necesita es un colchón firme y una sábana ajustada o una simple cuna. Y sí, esto significa que *no hay* peluches ni protectores.

2. **Ponga a su bebé a dormir boca arriba.** Durante el primer año, nunca se les debe poner a dormir de costado o boca abajo. Si alguien más está cuidando a su bebé, es importante que usted también le haga saber este importante detalle. Muchas niñeras creen que un bebé quisquilloso puede calmarse si se le deja boca abajo, ya sea que esto sea cierto o no, el riesgo elevado de SMSI significa que no vale la pena averiguarlo. No asuma que todos los proveedores de cuidado infantil saben esto y hágaselo saber siempre.

3. **Amamante a su bebé el mayor tiempo posible.** Incluso si usted planea alimentar a su bebé con leche de fórmula, vea por cuánto tiempo puede seguir amamantando a su bebé como parte de su rutina. Lo ideal sería que lo hiciera durante seis meses, si puede.

Sorprendentemente, los expertos han encontrado que los bebés amamantados tienen hasta un 50% de un menor riesgo de contraer el SIDS. Las razones por las que se ven estos resultados no están muy claras, pero puede deberse al hecho de que la leche materna protege a los bebés de las infecciones, algunas de las cuales podrían ser responsables del SMSI. Dicho esto, una madre lactante que bebe alcohol en realidad aumenta el riesgo de SMSI en su hijo.

4. **No deje que su recién nacido duerma en la misma cama que su mamá, su papá u otro niño.** Aunque está completamente bien abrazar y alimentar a su bebé en la cama, evite quedarse dormido juntos, ya que esto también aumenta el riesgo de sofocación y asfixia. Se han producido accidentes en los que un padre o madre que duerme con su bebé, rueda contra ellos, restringiendo su respiración. Evite este riesgo durmiendo en camas separadas y no amamantando a su bebé en una posición en la que pueda quedarse dormida.

5. **Mantenga la cuna del bebé en el dormitorio de mamá.** Los estudios han demostrado que un bebé que duerme en el dormitorio de su madre (pero no en su cama) tiene un menor riesgo de SMSI. Por esta razón, los expertos tienden a aconsejar que los recién nacidos no duerman en su propia habitación hasta que tengan más de seis meses de edad.

6. **Absolutamente no fume cerca de su bebé.** El humo de segunda mano es otro factor de riesgo importante para el SMSI. Si va a haber un fumador cerca de su bebé, asegúrese de que no fume cerca del bebé. Si ayuda, hágales saber de los riesgos para que entiendan lo que está en juego.

7. **Asegúrese de que su bebé no se sobrecaliente.** Como es de esperar, el sobrecalentamiento aumenta el riesgo de que el bebé sufra de SMSI. Cuando su bebé se duerma, vístase con ropa cómoda hecha de un material liviano. Y mientras la temperatura ambiente sea cómoda para un adulto, entonces es perfecta para su bebé.

8. **No le dé miel a un bebé.** En los niños muy pequeños, la miel puede llevar a una enfermedad llamada botulismo. Si bien es necesario realizar más investigaciones sobre este tema, existen pruebas que sugieren que el botulismo está relacionado con los SMSI.

Y una nota final: hay muchos productos que afirman que son capaces de reducir el riesgo de SMSI de un bebé. Tenga en cuenta que son *solo* afirmaciones. No existen pruebas de que alguno de estos productos, incluidos los respiradores electrónicos y los monitores cardíacos, sean efectivos o incluso seguros.

¡Es la hora del baño!

La hora del baño puede ser una experiencia increíblemente divertida y adorable con un recién nacido. Le encantará saber que este ritual solo se vuelve más lindo a medida que envejece. Pero cuando las cosas se ponen mojadas y resbaladizas, la probabilidad de que ocurra un accidente aumenta aún más. Por eso es muy importante que los padres estén preparados y atentos a la hora de bañar a sus hijos. Siga estos consejos para asegurarse de que la hora del baño sea segura, eficiente y cómoda para su bebé.

- **Establezca una rutina para la hora del baño**

Elija una hora del día que se adapte a la hora del baño del bebé y trate de seguir esa rutina. Es la mejor manera de empezar a ajustar el reloj corporal de su bebé. Muchas mamás prefieren una rutina de baño nocturno ya que el tiempo que pasan en el agua es muy relajante y a veces hace que el bebé se duerma. Con el tiempo, comienzan a hacer la conexión entre la hora del baño y la hora de dormir, entendiendo que estas actividades van de la mano. Pero dicho esto, depende completamente de usted y de lo que funcione para su estilo de vida. ¡Las rutinas de baño matutino son igual de maravillosas! Y recuerde que el hecho de que usted haya establecido una rutina no significa que tenga que seguirla religiosamente. Si el bebé tiene hambre y la hora del baño necesita ser pospuesta, ¡también está bien!

- **Tenga todo lo que necesite cerca**

Piense en todos los suministros que necesitará mientras bañar a su bebé y para después, y téngalos al alcance de la mano. Lo último que querrá es coger a su recién nacido mojado en la mitad del baño para ir corriendo a otra habitación. ¡Hágalo fácil para usted! Tenga a la mano todos los productos para la hora del baño y los productos esenciales para el secado.

- **El agua debe estar tibia pero no caliente**

Antes de bañar al bebé, compruebe la temperatura del agua con el codo, una de las zonas más sensibles del cuerpo. El agua debe estar confortablemente tibia, no caliente ni fría (alrededor de 98-100 °F). Para obtener la temperatura adecuada, aconsejo hacer correr el agua fría primero y el agua caliente después. No ponga a su bebé en agua corriente. Estar expuesto a agua demasiado caliente por solo un segundo puede ser suficiente para escaldar la piel del bebé. Si puede, también trate de mantener la temperatura ambiente relativamente tibia, ya que los bebés desnudos pueden perder calor corporal muy rápidamente.

- **No deje a su bebé sentado en el agua por mucho tiempo**

Lo ideal es que la hora del baño sea de al menos cinco minutos y no más de diez. Cuando se deja a los bebés en el agua durante demasiado tiempo, su piel corre el riesgo de resecarse, especialmente porque ya está bastante seca. En casos extremos, los bebés pueden incluso contraer hipotermia, una condición causada por la pérdida de calor corporal más rápido de lo que usted puede producir. Y no hace falta decir que tampoco debe dejar a su bebé sentado o acostado en el agua desatendido. Usted siempre debe estar presente durante el baño de su bebé.

- **Use un jabón suave y agradable para el bebé**

La piel del bebé es sensible; para la hora del baño, utilice únicamente jabones suaves que, idealmente, no contengan fragancias. Los productos químicos y los aceites que contienen el jabón de mamá y papá pueden irritar su piel, ¡aunque el envase parezca atractivo! Para protegerse contra la irritación de la piel, incluso aconsejaría usar solo una pequeña cantidad de jabón y solo usarlo hacia el final de la hora del baño. Cuando un bebé se sienta en agua jabonosa durante demasiado tiempo, la irritación también puede desarrollarse de esa manera.

- **Lavar a las niñas de adelante hacia atrás**

Esto no es solo un consejo para la hora del baño, también es un consejo importante para cambiar pañales. Ya sea que esté limpiando o lavando a una niña, siempre debe ir de adelante hacia atrás. Esto es para evitar que cualquier cosa dañina entre el área más sensible. Para mayor seguridad, también debe evitar el uso de jabón en la vagina, ya que a menudo esto puede provocar irritación de la piel.

- **No coloque a los recién nacidos en el asiento o en el anillo del baño.**

De hecho, todos los bebés menores de un año no deben estar en un asiento de baño. La razón es simple: estos bebés son demasiado pequeños para un asiento de baño. Los bebés demasiado pequeños pueden deslizarse fácilmente del asiento ya que todavía no pueden sostenerse por sí mismos. Además, los asientos de baño pueden colapsar fácilmente, lo que puede provocar la inmersión de la cara del bebé en el agua. También es posible que los bebés se queden atrapados en o debajo de estos aparatos rígidos. En este momento de la vida de su hijo, el apoyo de los brazos de la madre o del padre es más que suficiente para mantenerlos seguros y cómodos. A veces "simple" realmente es mejor.

Por ahora, no necesito decirles que criar a un recién nacido es un trabajo duro. Hay mucha información sobre cómo hacerlo bien. Al final del día, lo que más importa es lo que es más seguro para su bebé.

Disfrute de estos preciosos momentos con su bebé recién nacido. Si hay algo que me ha llamado la atención acerca de tener un bebé recién nacido, es esto: ¡el tiempo pasa tan rápido! De hecho, la etapa del recién nacido no parece durar mucho tiempo. Antes de que te des cuenta, tienes un niño pequeño y luego un niño sabelotodo (¡o al menos yo sí!), y te quedas pensando: "¿Adónde se fue todo ese tiempo?"

Así que, tan estresado y agotado como esté, tómese el tiempo para tomar una imagen mental de estos primeros días. Apreciará estos recuerdos para siempre.

Conclusión

Felicitaciones por llegar al final de i*"Mamá por primera vez"*! Una de las mejores cosas que usted puede hacer como nueva madre es mantenerse informado; ieso es lo que ha hecho al terminar este libro! Usted está a pasos agigantados cerca de ser la mejor madre que pueda ser para su pequeño. Muchas mamás se sienten abrumadas por la cantidad de información que hay que leer y recordar. Solo sepa que sus preocupaciones inmediatas deben ser comer bien, mantenerse alejado de actividades dañinas y cuidarse a sí mismo. Para aligerar la carga de sus hombros, incluso le recomiendo que le pase este libro a su pareja o a su familiar más cercano. De esta manera, ambos pueden estar al tanto de la mejor manera de cuidar de usted y del bebé.

Le he explicado los detalles de todos y cada uno de los trimestres. A estas alturas, usted ya sabrá todo acerca de sus síntomas esperados y habrá aprendido algunos trucos sobre cómo manejarlos. Sabrá qué suplementos incluir en su dieta, cómo controlar el peso de su embarazo y cómo cuidar su piel para minimizar la posibilidad de estrías. En los primeros días, su cuerpo estará pasando por algunos grandes ajustes; por ahora, usted sabrá cuáles son estos cambios. Si siente que necesita a alguien más a bordo para obtener apoyo adicional, iadelante y comience la búsqueda de una doula! Especialmente para una madre primeriza, una doula puede hacer una gran diferencia en su primera experiencia de embarazo.

Recuerde comenzar los ejercicios del suelo pélvico en el segundo trimestre, es decir, si ha decidido hacerlos. Es completamente opcional, pero serán muy valiosos para prevenir la incontinencia. Los síntomas de la preeclampsia pueden aparecer tan pronto como en el segundo trimestre, así que si nota algún síntoma inusual, consulte la sección de preeclampsia para ver cuántos signos marca. Probablemente esté bien, pero consulte a un médico inmediatamente si no está seguro. ¡Siempre es mejor estar seguro!

Cuando el tercer trimestre se acerca, es hora de empezar a prepararse para su gran día y su nueva vida con su bebé. Decida si desea amamantar o alimentar a su bebé con fórmula. Asegúrese de tener todo o al menos la mayoría de las cosas en la lista de "Necesidades". Usted no querrá salir de compras cuando llegue su recién nacido, así que lo mejor es que lo quite de en medio ahora mismo. También puede prepararse para su gran día creando un plan de parto, pero esto no es necesario. Es solo una manera de establecer lo que quiere para su gran día y asegurar que esos deseos se cumplan.

Si usted tiene una doula, ella podrá decirle cuándo está en trabajo de parto y cuándo necesita ir al hospital. Si no lo hace, entonces asegúrese de prestar mucha atención a cuáles son las señales más comunes del trabajo de parto. También debe saber cómo diferenciar entre las contracciones de Braxton Hicks y las contracciones de parto reales. ¡No querrás terminar yendo al hospital por nada!

Eventualmente, su gran día llegará y su pequeño estará listo para nacer. Ya sea que planee un parto vaginal o una cesárea, el parto rara vez es fácil. Manténgase completamente informado sobre lo que puede esperar. Si vas a tener un parto vaginal, lee sobre las epidurales para saber si te gustaría tener una. Tenga en cuenta que puede cambiar de opinión en el último momento, si el dolor es intenso. ¡No hay nada malo en esto!

Usted sentirá una montaña rusa de emociones en los días posteriores al nacimiento de su hijo. Habrá una alegría abrumadora, pero muchas madres también desarrollan la melancolía posparto y la depresión posparto. No se sienta culpable o avergonzada si tiene sus momentos bajos. Esto es normal. Busque ayuda si siente que puede tener depresión posparto. Es fácil de tratar en estos tiempos. Cuide su salud emocional y también su bienestar físico. No estrese su cuerpo ni realice ejercicios rigurosos por un tiempo. Concéntrese en comer bien, dormir y amamantar a su bebé. Obtenga toda la ayuda que necesite de sus amigos y familiares. Y recuerde, ¡el autocuidado es extremadamente importante para la madre primeriza en recuperación!

Por supuesto, el viaje no termina una vez que das a luz. Esto puede parecer mucho, pero todo esto cuenta como el primer paso. La maternidad comienza aquí. Cuando usted tenga a su bebé recién nacido en sus brazos, sentirá que ha comenzado un nuevo día y de muchas maneras lo ha hecho. Ninguna madre estará preparada al 100% porque cada bebé es diferente, así que cuando todo lo demás falla, concéntrese en lo esencial: la comida, el sueño, la seguridad del bebé, y la suya también. ¡No está sola en esto! Consulte este libro siempre que lo necesite y no tenga miedo de pedirle ayuda a su pareja.

Bienvenidos al hermoso y poderoso viaje de la maternidad, ¡mamá primeriza! Has hecho un trabajo increíble. Le deseo a usted y a su nueva familia felicidad, salud y toda una vida de aventuras divertidas juntos.

Plan alimenticio de 30 días

Semana 1

	Desayuno	Almuerzo	Cena
Día 1	Avena con arándanos, manzana en rodajas y una pizca de canela.	Un sándwich hecho con pan integral que contenga mantequilla de maní y plátano.	Salmón acompañado de brócoli al horno y papas.
Día 2	Yogur griego y bayas para elegir.	Una envoltura de pavo cocido con queso suizo, aguacate, espinacas y humus.	Camarones cocidos (desvenados y pelados) con brócoli, coliflor, ajo y tomates en aceite de oliva.
Día 3	Un batido hecho de plátanos, frambuesas, semillas de chía y yogur de vainilla bajo en grasa.	Una papa al horno con mantequilla y queso cheddar.	Pasta en una salsa ligera de aceite de oliva o mantequilla con espinacas, hongos y piñones, cubierta con queso parmesano.
Día 4	Una tortilla con queso cheddar y pan integral tostado,	Una ensalada de rúcula e higos con vinagre balsámico, nueces	Chuletas de cerdo, alverjas verdes y puré de papas.

	ligeramente untado con mantequilla.	y parmesano.	
Día 5	Granola con yogur bajo en grasa y bayas de su elección.	Una quiche de espinacas y queso con cualquier ensalada a elegir.	Pollo tierno en salsa de limón, cubierto con parmesano, con una guarnición de coles de Bruselas.
Día 6	Un batido de mantequilla de maní, plátano, leche y espinacas.	Tostada con palta, un poco de sal y pimienta.	Pollo asado con papitas al horno, espárragos y zanahorias.
Día 7	Tortilla de brócoli y queso cheddar.	Sopa cremosa de calabaza con mantequilla.	Quinua de ajo, camarones y champiñones cocida en caldo de verduras.

Semana 2

	Desayuno	Almuerzo	Cena
Día 8	Huevos revueltos en tostadas de trigo integral con frijoles al horno a un lado.	Una ensalada de pollo con palta rebanada, espinacas, parmesano, aceite de oliva y vinagre balsámico.	Hígado de res, cebollas y hongos con un lado de arroz integral.
Día 9	Avena con dos rebanadas de plátano.	Una envoltura de huevo con queso cheddar, espinacas y salsa.	Chuletas de pollo en salsa de hongos con alverjas y zanahorias.
Día 10	Un batido hecho de plátanos, peras, semillas de chía y yogur de vainilla bajo en grasa.	Sopa de brócoli y alverjas con tostadas opcionales de trigo integral para mojar.	Chuletas de cordero con un lado de espárragos y trozos de papa.
Día 11	Yogur griego y bayas para elegir.	Una papa al horno con requesón.	Brócoli, espinacas y pasta de maíz dulce horneados con queso.
Día 12	Tortilla de espinacas y requesón.	Un sándwich hecho con pan integral que contenga mantequilla de maní y plátano.	Sopa de pollo con zanahorias y apio.

Día 13	Yogur bajo en grasa con rodajas de mango y plátano.	Una envoltura de pavo cocido con queso suizo, palta, espinacas y humus.	Salmón con col cocida al limón y ajo.
Día 14	Granola con yogur bajo en grasa y bayas de su elección.	Ensalada de espinacas y edamame con zanahorias ralladas, virutas de parmesano y maíz dulce con aderezo de cítricos.	Risotto de champiñones y pollo elaborado con arroz integral.

Semana 3

	Desayuno	Almuerzo	Cena
Día 15	Un batido hecho de col rizada, aguacate, plátanos, piña y semillas de chía.	Una batata al horno rellena de espinacas, palta y cubierta con un huevo con un lado cocido.	Pasta al pesto con ajo, guisantes y tomates secos.
Día 16	Gofres de trigo entero cubiertos con miel y plátanos en rodajas.	Una ensalada de nueces, peras y queso feta (pasteurizado).	Espaguetis a la boloñesa.
Día 17	Huevos cocidos con un lado de hongos, espinacas y tomates.	Sopa de lentejas con zanahorias, ajo, papas, zanahorias y virutas de parmesano por encima.	Quinua de ajo, camarones y champiñones cocida en caldo de verduras.
Día 18	Tortilla de brócoli y queso cheddar.	Cremosa sopa de calabaza con mantequilla.	Muslos de pollo al horno con alcachofa, alverjas, ajo y cebolla.
Día 19	Tostadas integrales con mantequilla de plátano y maní u otra mantequilla de	Feta, espinacas y quiche de hongos.	Chuletas de cerdo, judías verdes y puré de papas.

	nueces.		
Día 20	Un batido de mantequilla de maní, plátano, leche y espinacas.	Una ensalada de pollo con palta rebanada, espinacas, parmesano, aceite de oliva y vinagre balsámico.	Salmón a la parrilla en una salsa de limón mantecosa con una guarnición de papas pequeñas picadas y espárragos.
Día 21	Tostada con palta, un poco de sal y pimienta.	Una envoltura de huevo con queso cheddar, espinacas y salsa.	Un pastel de champiñones, espinacas, apio y pasta de queso.

Semana 4

	Desayuno	Almuerzo	Cena
Día 22	Tortilla de espinacas y requesón.	Una ensalada de rúcula e higos con vinagre balsámico, nueces y parmesano.	Albóndigas en salsa de tomate con puré de papas y brócoli.
Día 23	Avena con arándanos, manzana en rodajas y una pizca de canela.	Sopa de brócoli y guisantes con tostadas opcionales de trigo integral para mojar.	Pollo tierno en salsa de limón, cubierto con parmesano, con una guarnición de coles de Bruselas.
Día 24	Huevos soleados con un lado de hongos, espinacas y tomates.	Un sándwich hecho con pan integral que contenga mantequilla de maní y plátano.	Camarones cocidos (desvenados y pelados) con brócoli, coliflor, ajo y tomates en aceite de oliva.
Día 25	Granola con yogur bajo en grasa y bayas de su elección.	Una batata al horno rellena de espinacas, palta y cubierta con un huevo con un lado cocido.	Hígado de res, cebollas y hongos con un lado de arroz integral.
Día 26	Burrito de huevo, frijoles y queso para el desayuno.	Ensalada de espinacas y edamame con zanahorias ralladas,	Risotto de champiñones y pollo elaborado con arroz

		virutas de parmesano y maíz dulce con aderezo de cítricos.	integral.
Día 27	Un batido hecho de col rizada, aguacate, plátanos, piña y semillas de chía.	Tostada con palta, un poco de sal y pimienta.	Chuletas de pollo en salsa de hongos con alverjas y zanahorias.
Día 28	Melocotones en rodajas y mango en yogur bajo en grasa.	Ensalada de cerdo y espinacas con higos, uvas rojas, balsámico, miel y queso de cabra o queso feta pasteurizado.	Pasta al pesto con ajo, alverjas y tomates secos.

Semana 5

	Desayuno	Almuerzo	Cena
Día 29	Avena con dos rebanadas de plátano.	Sándwich de pan integral con alcachofa, espinacas, queso suizo, pimientos rojos en rodajas y tomates secados al sol.	Pollo asado con papitas al horno, espárragos y zanahorias.
Día 30	Un batido de mantequilla de maní, plátano, leche y espinacas.	Sopa de lentejas con zanahorias, ajo, patatas, zanahorias y virutas de parmesano por encima.	Muslos de pollo al horno con alcachofa, alverjas, ajo y cebolla.

Lista de bocadillos

Cualquier semana

Un tazón de frutas mixtas	Papas fritas y guacamole	Tomates asados cubiertos con parmesano	Pan de plátano
Queso (pasteurizado) y galletas saladas	Almendras	Chips de col	Frutas secas y frutos secos
Uno o dos huevos duros	Queso fresco	Palitos de pepino y zanahoria con mantequilla de maní	Papas fritas
Edamame	Plátanos	Yogur y cereal bajo en grasa fortificado con hierro o fibra	Humus y pan de pita
Té helado casero con limón	Avena y pasas de uva	Rodajas de naranja	Quesadilla de frijoles negros y queso

Milton Keynes UK
Ingram Content Group UK Ltd.
UKHW010727151123
432615UK00005B/419